KB211788

아나토미
홈
필라테스

아나토미 홈 필라테스

ANATOMY
HOME
PILATES

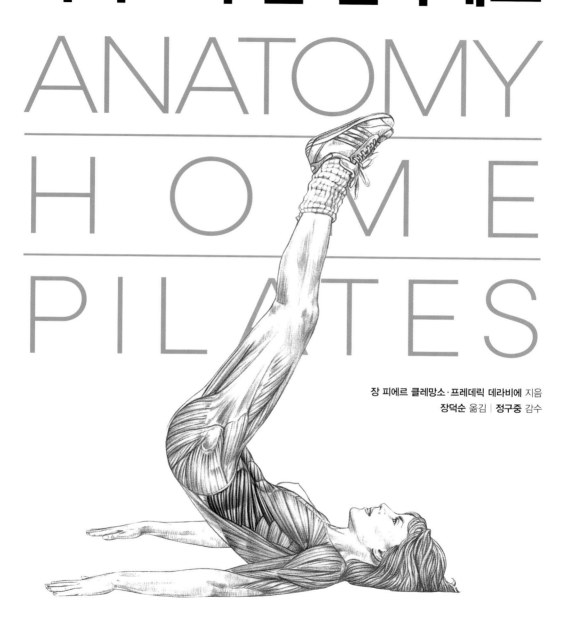

장 피에르 클레망소 · 프레데릭 데라비에 지음
장덕순 옮김 | 정구중 감수

SAMHO BOOKS

필라테스는 누구나 할 수 있는
우리 모두를 위한 운동법이다

필라테스는 전 세계, 세대를 막론하고 어느 누구나 좋은 효과를 볼 수 있는 실용적인 운동이다. 그럼에도 불구하고 처음 접했을 때 다소 난해해 보이는 이론이나 기술적인 측면 때문에 운동을 배워보려는 상당수의 이들이 시작하기를 망설이게 되는 것도 사실이다. 실제로 필라테스는 기본이 되는 몇 가지 원리를 익히기만 하면 아주 간단하게 적용 가능해서 언제 어디서나 수행할 수 있다. 이 특별한 운동법을 보다 많은 사람들에게 소개하고자 하는 것이 바로 이 책의 목적이다.

요제프 필라테스는 모든 아이들이 아주 어렸을 때부터 학교에서 이 운동법을 배우게 되기를 꿈꿔왔다. 단순하면서 누구나 배울 수 있는 운동법을 통해 각기 다른 개개인의 신체조건을 파악하고 자신의 몸을 이해해야 풍요롭고 균형 잡힌 삶을 누릴 수 있다고 생각했기 때문이다.

독일 출신이었던 요제프 필라테스는 제1차 세계대전이 한창이던 영국의 한 수용소에 같은 국적의 포로들과 함께 수감된다. 주위에 있던 수많은 부상자들과 감기 환자들을 안타깝게 여긴 필라테스는 그들을 치료할 목적으로 운동법을 개발한다. 그리

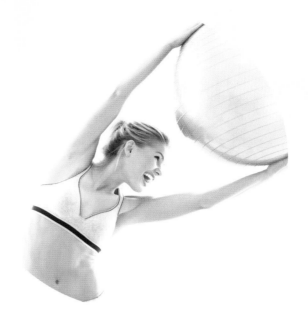

고 그는 당시 고안한 운동법을 토대로 아내인 클라라와 함께 1920년대 중반 미국 뉴욕에 첫 번째 스튜디오를 설립하게 된다.

어린 시절 요제프 필라테스는 허약하고 병약한 아이였다. 자신의 나쁜 신체조건을 극복하기 위해 그는 여러 가지 운동을 열심히 수행하기 시작했다. 동양과 서양 철학에도 큰 관심을 가졌던 필라테스는 이를 스포츠에 접목한 '운동 과학'이라 불리는 학문에 흥미를 갖게 된다.

허약하고 신체조건이 좋지 않은 사람과 회복기에 있는 환자를 위한 치료 방법은 운동의 철학적 원리, 생체 역학의 기초지식과 결합하여 독특한 시너지 효과를 일으켰고, 필라테스를 특별한 운동법으로 만드는 원천이 되었다.

당시 뉴욕에서 활동하던 많은 무용수들은 재활과 운동 수행 능력 향상을 위한 새로운 방식으로 필라테스를 처음 받아들였다. 자세의 교정, 신체의 균형, 자연스러운 움직임을 통해 종합적인 건강은 물론 몸과 마음의 안정을 추구하는 것이 이 운동법의 최종 목표였다.

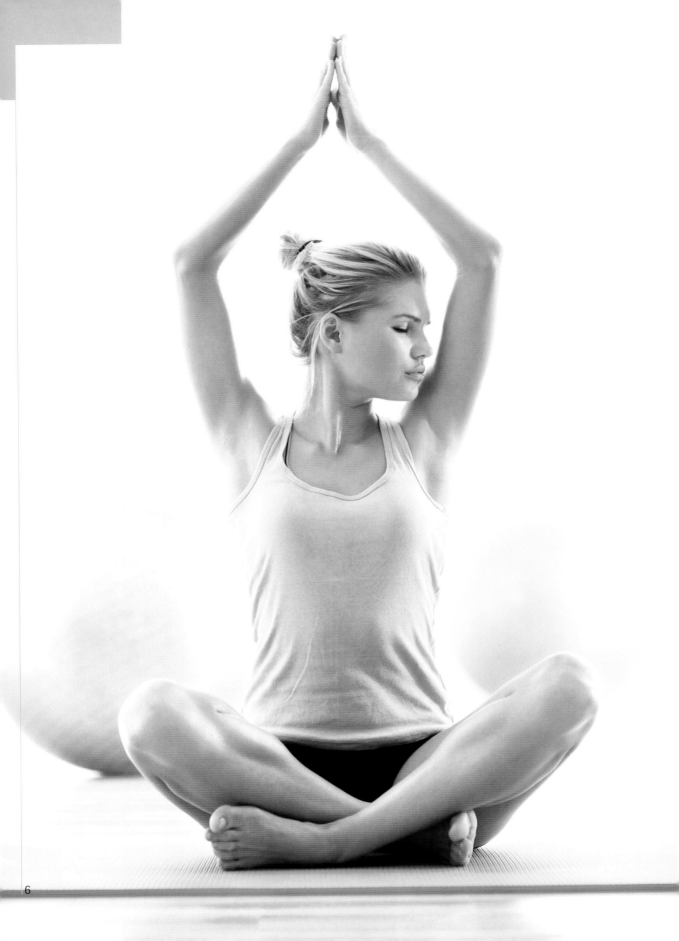

필라테스는 단순히 건강을 되찾는 운동이 아니다. 이는 우리 삶의 모든 면에 긍정적인 영향을 주기 위해 개개인이 밟아 가야 하는 노정路程이다. 이 운동은 몸과 마음을 연결할 뿐만 아니라 최상의 컨디션으로 일상의 삶을 영위하도록 해준다. 또한 필라테스는 자세 교정과 동작의 정확성을 강조하기 때문에 수준 높은 운동선수뿐 아니라 등이나 허리에 통증이 있는 사람들에게도 유익하다. 여덟 살 아이부터 88세 노인까지, 전 세대를 아우를 수 있는 운동이 바로 필라테스다.

필라테스는 적응성과 다양성이라는 특징 덕분에 어느 누구에게나 적용할 수 있다는 장점이 있다. 물론 완벽한 몸매를 자랑하는 많은 연예인들이 광고하듯이 몇 번의 운동만으로 마법을 부린 것처럼 몸이 한 번에 바뀌지는 않을 것이다. 다만 신체 상태를 개선하고 종합적인 건강을 찾기 위해 다방면으로 노력하면서 몇 달간 꾸준히 연습한다면, 여러분도 통증이나 부상의 위험 없이 빼어난 몸매와 멋진 실루엣을 가질 수 있을 것이다.

다시 한 번 강조하자면, 필라테스는 누구나 할 수 있다!

그중에서도 운동 코치들에게 이 운동법은 신세계나 다름없었다. 필라테스는 거의 모든 운동을 보완하고, 스포츠 수행에 필수적인 바른 자세와 완벽한 중심잡기를 가능케 한다. 이제 우리가 할 일은 더 많은 이들에게 이 운동법을 보급하고, 연습하는 데 집중하는 것이다.

이 책의 가장 특별한 점은 삽화가 포함된 해부학적 접근 방식을 통해 각 동작을 올바른 방법으로 수행할 수 있도록 독자들의 이해를 돕는다는 것이다.

모쪼록 필라테스 연습에 매진하여 이 책과 함께 소기의 성과를 이루길 바란다!

CONTENTS

PART 01 필라테스 시작하기

필라테스 스트레칭

초급 / 중급 / 고급

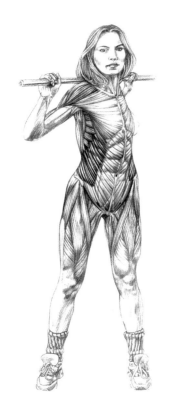

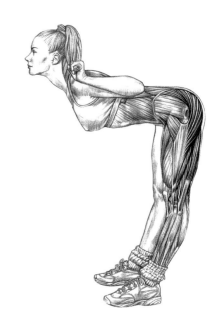

PART 03 필라테스 프로그램
초급 / 중급

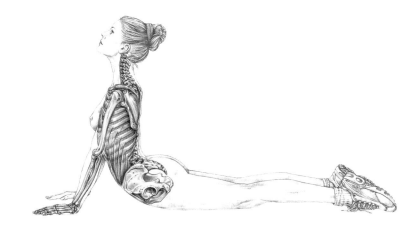

PART 04 필라테스 프로그램
중급 / 고급

BEGINNING OF THE PILATES

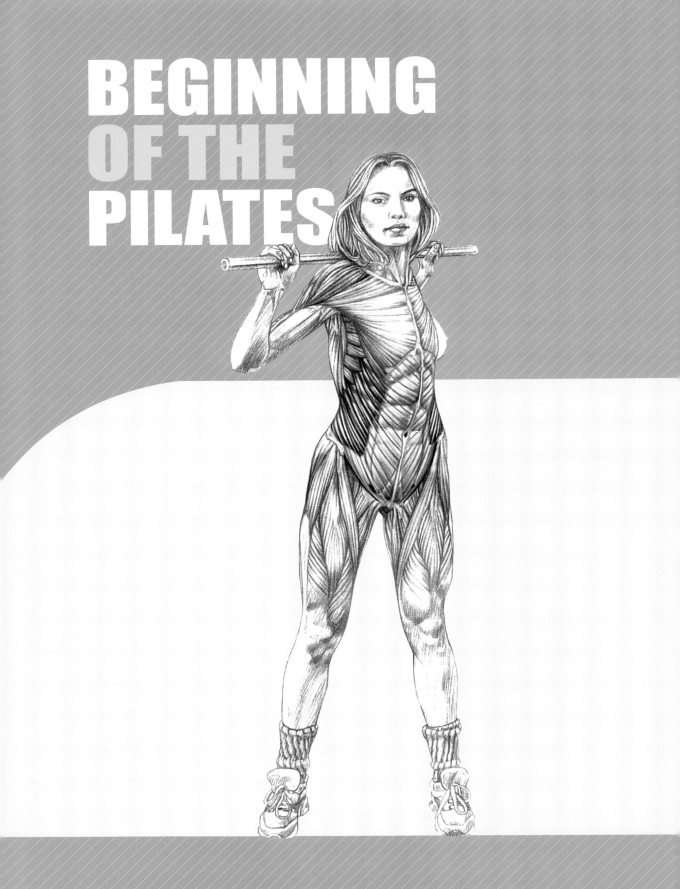

PART 01

필라테스
시작하기

해부학과
필라테스의 기본 원리

이 책에는 몸의 각 부위에 대한 설명과 지침이 담겨 있다. 해부학에 대한 정확한 지식은 몸의 생체 역학적 기능을 이해하고 최상의 결과를 이끌어내는 데 필수적이다. 책에 제시된 상세 해부도는 각 운동 동작이 어떤 근육에 자극을 주는지 시각적으로 이해하는 데 도움을 준다. 자신이 어떤 신체 구조를 가지고 있는지 알게 되면 본인의 강점은 무엇이고 발전시켜야 할 부위는 어디인지 보다 정확히 파악할 수 있을 것이다.

약 한 세기 전 요제프 필라테스는 유연성을 바탕으로 부상 없이 몸에 활력, 균형, 여유를 줄 수 있는 특별한 운동법을 고안했다. 몸의 불균형을 바로잡고 심층 근육을 발달시키는 이 혁신적 운동법은 현재 전 세계에서 실시되고 있다.

심부 근육의 강화는 이 운동의 핵심 목표이다. 필라테스는 몸의 불균형, 근육의 긴장, 등의 통증은 골격을 지탱하는 근육들이 약해서 생기는 것이므로 적절한 동작으로 이 근육들을 강화시켜야 한다고 본다.

필라테스의 여섯 가지 기본 원리

몸은 부분이 아닌 전체로 파악되어야 한다. 이 책에 제시된 운동들은 상체와 골반을 안정시키는 것을 목표로 하여 아주 정확한 기본자세부터 유동적인 동작, 절제된 동작까지 망라되어 있다.

올바른 자세를 몸에 익히고 유연성과 탄력성을 기르는 동작들을 번갈아 수행하다보면 모든 근육군을 동원할 수 있게 된다. 단, 동작할 때 허리를 너무 움푹 들어가게 하지 말고 척추가 자연스럽게 휜 상태를 유지해야 한다.

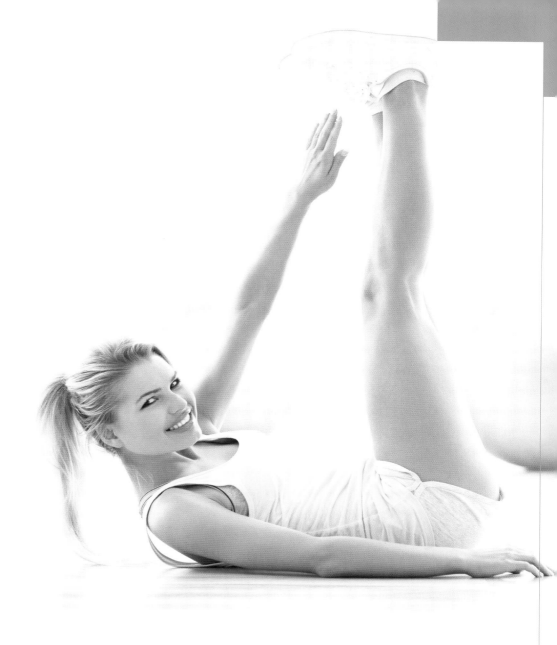

필라테스는 근육을 신장시키고 길어지게 하는, 이른바 편심성 수축(25쪽 참조)을 도와주며 몸 전체를 최적의 상태로 만들어준다. 동작은 항상 절제된 호흡으로 집중해서 수행해야 한다. 운동 효과를 높이기 위해 적절한 도구와 보조기구를 사용할 수도 있다.

필라테스에 입문하기 전에 먼저 여섯 가지 기본 원리에 익숙해져야 한다. 그 기능과 목표를 이해해야만 원하는 운동 결과를 얻을 수 있을 것이다.

① 조절 Control

필라테스는 의식적 움직임의 중요성을 강조한다. 운동할 자신의 근육, 움직임, 자세, 호흡을 조절해야 한다는 것이다. 이렇게 몸을 완벽하게 제어하면 만족할 만한 결과를 얻을 수 있다.

동작은 처음부터 끝까지 집중하여 모든 면을 조절한다. 크게 보이는 팔과 다리의 동작 뿐만 아니라 손가락, 머리, 발가락, 손목, 다리를 벌리거나 오므린 정도까지 조절해야 한다. 조절의 수준이 높아지면 동작의 실수가 적어지고 정렬이 정확해지며, 조화와 균형이 개선된다. 또한 힘을 덜 들이고 과도한 근육 긴장을 피하면서 여러 번에 걸쳐 동작을 수행할 수 있게 된다. 모든 필라테스 동작은 완전한 근육 조절과 함께 이루어지기 때문에 다른 운동에 비해 부상 위험이 적다.

② 중심 Centering

필라테스에서는 상체와 하체, 그리고 몸의 중심인 복부가 일직선이 되도록 균형을 이루는 것이 중요하다. 복부의 심층 근육을 발달시키기 위해서는 일상의 모든 활동에서 배를 집어넣는 습관을 들일 필요가 있다. 복부 심층 근육은 중심을 잡는 데 핵심적인 역할을 하며 운동을 안정적으로 수행할 수 있도록 도와준다. 반사적으로 배를 집어넣고 중심을 제어할 수 있게 되면 정확하고 활력 있게 각 동작을 수행할 수 있을 것이다.

필라테스의 목적은 몸의 중심을 안정화시키는 것이다. 필라테스에서는 몸의 중심을 '파워하우스Powerhouse'라 부르며, 이곳은 하부 갈비뼈와 치골 사이에 있는 몸의 중심부를 말한다. 이 파워하우스에서 모든 움직임이 시작되고 또 조절된다는 점을 인지하는 것이 매우 중요하다고 할 수 있다.

③ 집중 Concentration

필라테스의 또 다른 목적은 동작을 수행하는 동안 완벽한 집중에 도달하는 것이다. 집중 상태에 이르면 자신의 중심과 육체적 감각에 끊임없이 연결될 수 있다.

필라테스는 동작에 집중하여 신체와 정신을 연결하고 올바르게 수행하는 것이 중요하다. 신체의 한 부위, 한 움직임이라도 간과해서는 안 된다. 운동 시 완전한 집중은 각각의 움직임에 있어서 최대의 결과를 가져온다. 반복되는 동작 속에서의 집중은 근육의 움직임을 기억하게 만들어 주기 때문에 매우 중요한 요소다.

④ 정확성 Precision

필라테스의 개별 동작과 몸짓, 움직임, 자세 등은 모두 신중하게 고안된 것들이다. 확실하면서도 지속적인 결과를 얻고자 한다면 움직임의 제어, 공간에 대한 의식과 더불어 정확한 동작 수행이 반드시 필요하다. 동작이 처음부터 끝까지 최대한 바르게 이어지려면 시작 자세와 마무리 자세를 정확하게 수행하는 것이 중요하다.

필라테스는 몸의 정렬을 바르게 하고, 몸매를 잡아주는 효과가 있다. 정확한 자세로 동작을 실시하여 이러한 효과를 느껴볼 수 있도록 하자.

⑤ 호흡 Breathing

필라테스는 호흡 테크닉도 필요하다. 동작이 이어지는 동안 근육의 움직임과 자세를 최상의 상태로 만들 수 있는 호흡법을 배워야 한다. 일반적인 규칙은 시작 자세에서 숨을 들이쉬고, 동작하면서 숨을 내쉬는 것이다. 호흡을 잘 맞추면 자신의 중심으로 돌아와 내면의 자아와 연결될 수 있다.

호흡근은 생명에 필수적인 유일한 골격이기 때문에 매우 중요하다. 필라테스는 특정 호흡법을 통해 앞에서 설명한 파워하우스를 강화하는 운동이다. 요제프 필라테스는 운동 시 완전한 호흡의 사용을 강조했다. 호흡할 때 주로 사용하는 근육인 횡격막을 원활히 사용하기 위해 숨을 마실 때는 갈비뼈를 양옆으로 벌려주고, 내쉴 때는 벌어진 갈비뼈를 안으로 모아주면서 복부를 단단하게 수축한다. 다시 말해 호흡 시 숨을 들이마실 때에는 흉곽이 확장되고 숨을 내쉴 때에는 확장된 흉곽을 몸의 중심 안으로 모아 복부 둘레를 타이트하게 조여주는 형태가 된다.

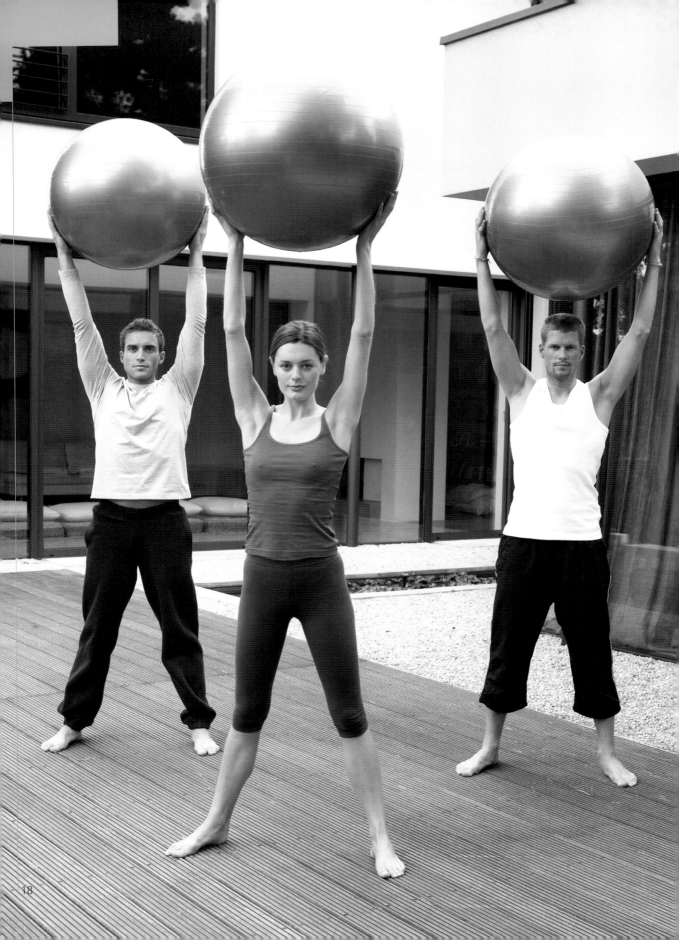

이처럼 필라테스는 긴장 완화와 마음의 안정을 도와 내적인 균형을 이루는 호흡 운동이다. 이는 몸의 정렬을 올바르게 만들고, 균형감각과 집중력을 높여주며 유산소 운동 효과도 있다.

⑥ 흐름 Flow

동작이 부드럽고 중단되지 않으면서 이루어지는 움직임의 연속성을 흐름(유동성)이라고 한다. 신체의 움직임이 물결과 같이 자연스럽게 지속되어야 한다는 것으로, 중요한 것은 동작이 뻣뻣하거나 급작스럽지도, 너무 빠르거나 느리지도 않아야 한다는 것이다. 한 동작에서 그 다음 동작으로 넘어갈 때 움직임이 부드럽게 연결되어야 한다. 그래야 신체 에너지가 끊임없이 흐르고 근육과 관절이 지속적으로 움직이면서 유지된다.

이러한 흐름이 이어지려면 움직임을 깊게 이해하고 동작을 정확하게 해야 한다. 필라테스는 흐르는 방식으로 이루어진다. 유동성은 모든 동작의 적용 목표이기도 하다. 이를 잘 수행하면 운동 시 생성되는 에너지가 신체의 모든 부위를 연결하고, 또 몸 전체를 흐르게 된다.

처음에는 흐름을 유지하면서 동작에 집중하기가 어려울 것이다. 꾸준한 실천과 연습을 통해 동작이 자연스럽게 이어지도록 하자.

필라테스는 우리 몸을 편안하게 하고 움직임을 자유롭게 해준다. 근육과 관절의 유연성을 향상시키려면 테크닉을 몸에 익히고 개별 동작을 정확하게 수행하는 것이 중요하다. 앞서 설명한 원리들이 통합되어야만 필라테스로 인해 얻을 수 있는 수많은 운동 효과를 극대화시킬 수 있다.

자신의 몸을 의식한다

우리는 일상에서 행하는 몸짓에 거의 주의를 기울이지 않는다. 하지만 걷고, 달리고, 가방을 매고, 아기를 안는 등의 아주 단순한 움직임에도 놀랄 만한 근육의 공조가 숨어 있다.

필라테스는 자신의 움직임과 자세를 완전히 의식하고, 몸을 교정하고 조정하여 감각의 목소리에 귀를 기울일 수 있도록 해준다. 몸을 움직이는 방법을 배우고 이를 반복하면, 움직임이 자신의 세포에 기억되어 몸에 더욱 적합한 행동 방식과 삶의 형태로 자리 잡을 것이다.

몸의 중심잡기를 해보자

'배를 집어넣는 것'과 '배를 수축하는 것'을 혼동하지 말자. 살짝 조이는 바지를 입을 때 허리의 단추를 채우려면 특별한 자극을 가하지 않고 복근을 위로 늘이면서 배를 집어넣으면 된다. 반면 복근의 수축은 배에 힘을 줘서 근육을 죄게 하는 것으로, 배를 강화하고 탄력 있게 만들어준다.

우리 몸의 모든 힘은 배에서 나온다는 사실을 기억하자. 수축시킨 배는 내장기관을 힘있게 받쳐주고 안정감을 준다. 배를 집어넣고 하는 복근 운동은 근육을 발달시키는 데 전혀 도움이 되지 않는다.

모든 운동은 무리하지 말고 안전하게

- 과욕은 금물! 자신의 수준에 맞는 프로그램을 선택하자.

- 갈증이 나기 전에 물을 마시자. 근육통을 예방하려면 운동하는 동안 수시로 수분을 보충하는 것이 좋다.

- '힘을 쓰는' 것과 고통스러운 것을 구분하자. 자신의 몸에 귀를 기울여보자. 몸이 아프다면 운동을 중단해야 한다. 이는 자세가 올바르지 않거나 본인의 신체 조건을 과신하여 너무 빨리 운동을 수행했기 때문에 나타나는 현상이다.

▌근육의 전반적 활력

균형잡힌 몸을 만들기 위해서는 모든 근육을 운동할 필요가 있다. 특히 척추를 중심으로 몸을 둘러싸고 있는 근육의 움직임에 집중하며 근육과 척추를 강화하는 것이 몸의 균형과 안정에 효과적이다.

필라테스는 심층 근육의 강화, 바른 자세와 몸가짐, 멋진 실루엣, 혈액 순환 개선, 근육의 전반적 탄력 등 다양한 효과가 있다. 여러분도 이 운동을 시작해야 할 동기를 적어도 한 가지는 찾을 수 있을 것이다.

필라테스의 여러 가지 효용

필라테스는 근육, 관절 등 각 부위에 만성적인 통증을 겪는 사람들에게 유용하다. 또한 운동선수와 예술가는 물론 유연성, 몸가짐, 균형감, 운동 수행 능력을 향상시키고자 하는 사람들에게도 적극 권장된다.

 필라테스를 위한 준비

● **도구**

몸을 둥글게 마는 몇몇 동작들은 너무 딱딱한 바닥에서 수행하면 타박상을 입을 수 있다. 운동하는 장소에 두꺼운 카펫이 깔려 있지 않다면 운동 매트를 사용해보자. 이와 함께 손에 수건과 물만 있으면 이제 운동을 시작할 준비가 된 것이다.

● **의상**

운동 시 체형을 보완하고 운동 효과를 극대화시키기 위해 줄무늬나 재봉선이 보이는 옷을 입어보자. 내 몸의 비대칭을 쉽게 알아차리고 자세를 바로잡을 수 있을 것이다. 바닥에 잘 밀착되도록 맨발이나 미끄럼 방지 양말 또는 체조용 슬리퍼를 신고 동작을 수행하는 것도 좋다.

● **장소**

누웠을 때 팔과 다리를 양쪽으로 쭉 뻗을 수 있는 공간을 확보하자.

그 중에서도 가장 손꼽히는 필라테스의 효과는 자세 교정이다. 특히 한 자세로 주로 앉아서 생활하는 직장인들의 경우 몸의 중심이 약해지면 몸이 제어되지 않아 자세가 왜곡되기 시작한다.

필라테스는 특히 복부, 등 하부, 골반으로 이루어진 파워하우스를 단련하여 몸의 중심을 잡아주므로 자세가 바르지 않아 통증에 시달리고 있거나, 운동은 하고 싶은데 체력이 좋지 않아 시작하기 어려운 사람들에게 특히 좋다.

필라테스는 한쪽 방향으로만 하는 운동을 즐기는 사람의 몸의 균형을 맞추는 데도 좋다. 골프, 테니스, 배드민턴, 탁구와 같은 편측 운동은 골반과 척추의 좌우 불균형, 왼쪽과 오른쪽의 근력 차이를 유발하고, 이러한 불균형은 부상으로 연결되기 쉽다. 그럴 때 운동의 준비와 마무리로 필라테스를 하면 부상을 유발하는 불균형을 해소할 수 있다. 한두 번 해보고 포기하지 말고 꾸준히 실시한다면 반드시 효과를 볼 수 있을 것이다.

골반 기울이기

복부를 허리에서 갈비뼈까지 올라오는 넓은 벨트라고 상상해보자. 이 벨트는 높이가 변하지 않지만 더 조이거나 풀 수는 있다.

배를 집어넣는 것과 복근을 수축하는 것이 같지 않다는 사실을 이해하기 위해, 배꼽을 이 벨트의 버클이라 치고 버클을 본인의 척추 방향으로 가져와서 잠근다고 상상해보자. 이때 갈비뼈는 움직이지 않아야 한다. 즉 배를 움푹하게 만들지 말고 근육대를 총동원하여 일종의 코르셋을 만들면, 복근과 둔근 단련 동작에서 허리 부위 전체를 보호할 수 있다.

이렇게 복근을 강력히 동원하면 둔근도 함께 수축하면서 골반이 자연스럽게 뒤로 기우는데, 이것을 일컬어 골반의 '후경(후방 경사)'이라 한다. 직접 시험해보자. 복근과 둔근을 수축하지 말고 똑바로 서면, 골반은 중립 상태에 놓인다.

이제 등을 휘면서 엉덩이를 뒤로 빼보자. 이렇게 골반이 앞으로 기울면(전방 경사) 복근과 둔근을 동원하기 힘들다는 것을 알 수 있을 것이다. 다시 중립 상태로 돌아와서 골반을 뒤로 기울여보자. 그러면 복근과 둔근이 아주 자연스럽게 동원될 것이다.

이 자세는 척추, 특히 등의 아랫부분을 보호해주므로, 등을 휘지 않는 것이 중요한 몇몇 동작에서 시작 자세로 삼으면 통증 없이 복근과 둔근을 효과적으로 동원할 수 있다.

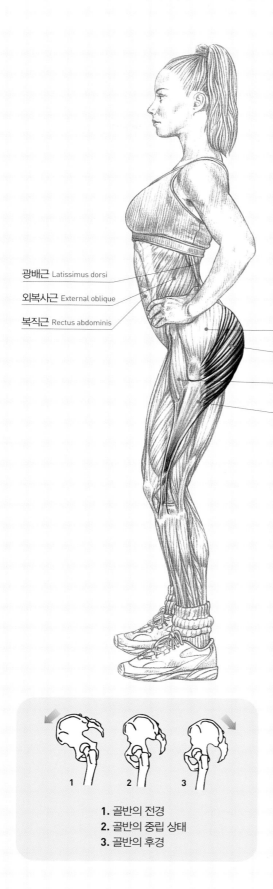

광배근 Latissimus dorsi

외복사근 External oblique

복직근 Rectus abdominis

Gluteus medius 중둔근

Gluteus maximus 대둔근

대퇴근막장근
Tensor fasciae latae

대퇴근막, 장경인대
Fascia lata, Iliotibial tract

1 2 3

1. 골반의 전경
2. 골반의 중립 상태
3. 골반의 후경

마무리 동작
골반의 후경

운동 효과를 높이는
이상적인 자세

사람들은 일반적으로 몇 개의 근육만 움직여서 운동한다. 예를 들어 뱃살을 빼기 위해 복근만을 운동하는 식이다. 하지만 필라테스는 이러한 운동 방식이 근육을 전반적으로 탄력 있게 만드는 데 도움이 되지 않는다고 본다. 즉, 운동할 때는 내부의 모든 기관들이 몸속에서 제자리를 찾고 완벽한 상태를 유지해야만 한다는 것이다. 아래에서 좀 더 자세히 알아보겠다.

근육의 올바른 동원

동작을 반복하고 규칙적으로 열심히 연습하면 점차 모든 근육들이 자연스럽게 공조하게 된다. 어린 아이들의 행동을 관찰해보면 아주 자연스러운 방식으로 이완된 자세를 취하는 것을 알 수 있다. 하지만 성장해가면서 우리의 몸은 일상의 수많은 긴장에 노출되고, 이러한 긴장은 우리가 알아차리지 못하는 사이에 우리의 몸짓에도 반영된다.

  이렇게 잘못된 자세와 행동이 자리 잡게 되면 신체 불균형이 나타나고 건강에도 나쁜 영향을 미친다. 자세 문제는 동일한 근육을 반복적으로 사용해야 하는 경우에 기인하는 경우가 종종 있는데, 이는 반드시 몸에 불균형을 일으키고 만성적인 통증을 유발한다. 이 외에도 유전적이거나 감정적인 요인에서 문제의 원인을 찾기도 한다.

근육의 여러 가지 운동 방식

중요한 것은 근육의 길이가 아니라 근육의 상태이다. 근육은 본래 연약하든 단단하든 간에 세 가지(등척성, 구심성, 편심성) 수축 방식으로 강화할 수 있다. 이 세 가지 방식으로 근육을 강도 높게 운동하는 것이 필라테스의 목표이다. 아울러 긴장을 완화하고 동작이 물

근육의 세 가지 수축 방식

● **등척성 수축**(정지 단계) : 정지 상태에서 수축이 일어난다. 관절은 움직이지 않은 채 근육에 장력이 증가한다.

● **구심성 수축**(포지티브 단계) : 운동 중 근육이 짧아지면서 수축이 일어난다.

● **편심성 수축**(네거티브 단계) : 필라테스에서 가장 많이 사용하는 방식으로 근육이 길어지면서 수축이 일어난다. 신장과 혼동해서는 안 된다. 한 개의 근육은 수축과 신장을 동시에 할 수 없다.

흐르듯 이어지려면 이완된 상태에서 동작을 수행하는 것이 중요하다는 사실을 기억하자. 근육은 뼈에 부착된 힘줄을 당김으로써 움직인다. 몸이 움직일 때 대부분 여러 근육군이 사용되는데, 이때 서로 반대되는 작용을 하는 근육쌍(길항근)이 움직이기도 한다.

우리 몸의 주요 근육들

▎어깨 및 팔

이두근 팔 윗부분 전면에 있다. 팔을 들어올리고, 안쪽으로 내전하거나 바깥쪽으로 외전시키는 역할을 한다.

삼두근 팔 윗부분 후면에 있다. 팔꿈치 관절의 주된 폄근육이며, 팔을 움직이게 해준다.

삼각근 어깨와 팔 윗부분을 감싸고 있다. 팔을 모든 방향으로 움직이게 해준다.

▎등

승모근 목덜미에서 어깨를 따라 내려와 있다. 목덜미를 움직이게 해주며, 어깨를 후방으로 끌어당기는 역할을 한다.

능형근 견갑골을 척추에 부착시킨다. 승모근 밑에 위치한다.

광배근 상체 하부에서 허리까지 내려와 있다. 어깨를 아래쪽 뒤로, 몸을 위로 당겨준다.

척주기립근 척추를 길게 늘이고 등을 똑바로 세워준다.

▌허리 및 복부

요방형근 허리 내부의 심층 근육으로 갈비뼈와 허리뼈, 골반을 이어주는 네모난 모양의 근육이다. 상체를 옆으로 기울이거나 허리의 움직임에 필수적이다.

복횡근 복부를 가로지르는 내부 심층 근육이다. 소복사근 밑에 위치하여 복부를 압축하고 기관들을 제자리에 있게 해준다.

소복사근 대복사근 밑에 위치해 복부를 평행하게 가로지르며, 상체를 움직이게 해준다.

대복사근 복부의 측면 근육이다. 복부를 압축하고 상체를 모든 방향으로 움직이게 해준다.

대복직근 복부에 수직으로 내려와 있다. 자세를 유지해주는 근육으로 골반을 위로 당긴다.

회음부 골반의 바닥을 형성하는 내부 근육이다.

장요근 허리의 굴근으로 대퇴골 앞부분에서 척추의 요부까지 이어져 있다. 허벅지를 허리 높이까지 당겨준다.

▌다리

대내전근 다리를 안쪽으로 움직이게 해주는 내부 근육으로, 하지를 고정시킨다.

대둔근 엉덩이를 형성하는 가장 커다란 근육으로, 걷고 달리고 뛰어오르게 해준다.

대퇴사두근 허벅지 중앙에 내려와 있는 크고 강한 근육. 네 개의 근육(내측광근, 외측광근, 중간광근, 대퇴직근)으로 이루어져 있으며, 햄스트링의 길항근이다.

햄스트링(반건양근) 다리 후면 중앙을 지나 슬와(오금)까지 내려와 있다. 허벅지를 펴게 해주고 무릎을 구부려주며, 동작을 멈추거나 감속, 방향을 바꾸는 데 역할을 한다.

비복근 종아리 뒤쪽의 두 갈래로 갈라진 근육으로 걷고 달리거나 뛰어오를 때 힘을 내준다.

▌근육의 기능

우리 몸에는 600개 이상의 근육이 골격에 부착되어 있는데, 이는 체중의 35~50%를 차지한다. 이 근육들은 인대, 힘줄과 공조하여 다음과 같은 두 가지 기능을 주로 수행한다.

첫째, 신체의 움직임을 수행한다. 뇌에서 보내진 신호는 척수를 통해 척추 신경 말단까지 내려간다. 그리고 이 신경을 따라 해당 근육까지 전달되어 어떤 일을 어떤 방법으로 수행할지 명령한다. 따라서 근육이 없다면 움직임도 없다!

둘째, 이러한 움직임, 특히 하중을 들어올리는 것과 같이 강도 높은 운동을 수행할 때 안정성을 제공한다.

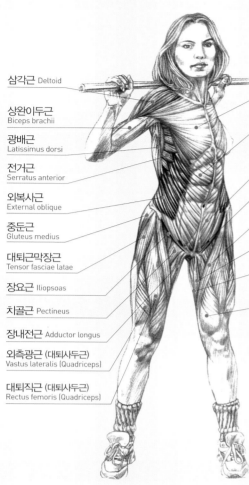
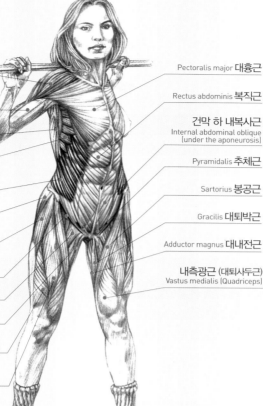

삼각근 Deltoid

상완이두근 Biceps brachii

광배근 Latissimus dorsi

전거근 Serratus anterior

외복사근 External oblique

중둔근 Gluteus medius

대퇴근막장근 Tensor fasciae latae

장요근 Iliopsoas

치골근 Pectineus

장내전근 Adductor longus

외측광근 (대퇴사두근) Vastus lateralis (Quadriceps)

대퇴직근 (대퇴사두근) Rectus femoris (Quadriceps)

Pectoralis major 대흉근

Rectus abdominis 복직근

건막 하 내복사근 Internal abdominal oblique (under the aponeurosis)

Pyramidalis 추체근

Sartorius 봉공근

Gracilis 대퇴박근

Adductor magnus 대내전근

내측광근 (대퇴사두근) Vastus medialis (Quadriceps)

흉쇄유돌근 Sternocleidomastoid

Rhomboid minor 소능형근

Trapezius 승모근

Rhomboid major 대능형근

Deltoid 삼각근

Infraspinatus 극하근

Teres minor 소원근

Teres major 대원근

Triceps brachii 상완삼두근

Brachioradialis 상완요골근

Latissimus dorsi 광배근

Anconeus 주근

척주기립근 Erector spinae

하후거근 Serratus posterior inferior

장요측수근신근 Extensor carpi radialis longus

단요측수근신근 Extensor carpi radialis bravi

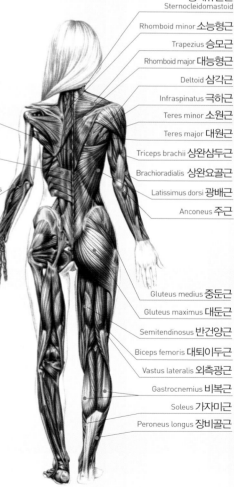

Gluteus medius 중둔근

Gluteus maximus 대둔근

Semitendinosus 반건양근

Biceps femoris 대퇴이두근

Vastus lateralis 외측광근

Gastrocnemius 비복근

Soleus 가자미근

Peroneus longus 장비골근

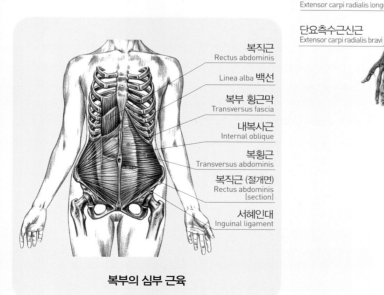

복직근 Rectus abdominis

Linea alba 백선

복부 횡근막 Transversus fascia

내복사근 Internal oblique

복횡근 Transversus abdominis

복직근 (절개면) Rectus abdominis (section)

서혜인대 Inguinal ligament

복부의 심부 근육

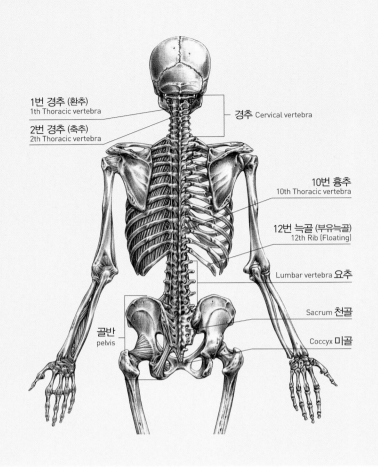

1번 경추 (환추)
1th Thoracic vertebra

2번 경추 (축추)
2th Thoracic vertebra

경추 Cervical vertebra

10번 흉추
10th Thoracic vertebra

12번 늑골 (부유늑골)
12th Rib (Floating)

Lumbar vertebra 요추

Sacrum 천골

Coccyx 미골

골반
pelvis

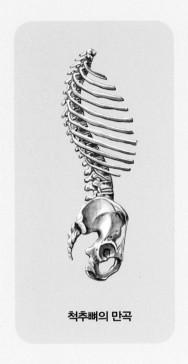

척추뼈의 만곡

▌척추의 구조

경추   척추의 맨 윗부분으로, 7개의 척추뼈로 구성되며 아주 유연하여 머리를 자유자재로 움직일 수 있게 한다. 하지만 이러한 유연성 때문에 부상의 위험성도 높다.

흉추   12개의 척추뼈로 구성되며 늑골과 연결되어 있다. 위쪽에는 7개의 경추, 아래쪽에는 5개의 요추가 계속되고 있다.

요추   늑골과 골반 사이에 위치한 5개의 척추뼈로, 척추의 중심부를 이루면서 상체의 무게를 감당한다.

천골   골반을 구성하는 뼈로 5개의 천추가 융합해서 형성된 것이다. 척주를 구성하는 척추 중에서 가장 크다.

미골   천골 밑에 위치한 이 뼈는 마지막 4개의 척추뼈가 접합되어 형성된다.

흉골   흉곽 앞쪽에 위치한 이 평평한 뼈에는 7개의 늑골 쌍이 연결되어 있다.

늑골   흉추와 흉골을 결합해 흉곽을 이루는 활 모양의 뼈로, 가슴 부위 내장기관을 보호한다.

골반   몸통의 밑바닥에 있는 천골, 미골, 2개의 장골로 이루어진다.

척추는 대개 32~33개의 뼈로 이루어져 있다. 목에 해당하는 경추가 7개, 등에 해당하는 흉추가 12개, 허리에 해당하는 요추가 5개, 골반을 구성하는 천추가 5개, 마지막으로 꼬리뼈라 불리는 미추가 3개 또는 4개이다. 7개의 경추 중 첫 번째 경추와 두 번째 경추는 모양이 다른데, 각각 환추와 축추라는 이름으로 불린다. 천추와 미추는 각각의 뼈들이 한 덩어리로 이루어져 있다.

이러한 척추는 정상적인 상태에서는 신체의 앞뒤로 완만한 굴곡을 이루며, 경추에서 미추까지 만곡을 이루고 있다. 이러한 만곡은 몸의 중심을 잡거나 몸을 구부리거나 펼 때, 그리고 체중이나 충격을 흡수하고 분산시키는 데 중요한 역할을 한다.

부상을 예방하자

부상은 골격이나 신경뿐 아니라 근육에서도 매우 자주 발생한다. 일상적으로 가장 많은 스트레스를 받는 곳이 바로 근육이기 때문이다. 예를 들어 등 근육은 항상 척추를 지탱한다. 근육이 약하거나 거의 발달되어 있지 않으면 일상생활을 하다가 쉽게 타박상과 같은 부상을 입을 수 있고, 척추뼈, 신경, 추간판도 손상될 위험이 있다.

뼈와 신경은 타고난 것이기 때문에 크게 손쓸 방도가 없지만, 근육은 발달시킬 수 있고 몸무게는 조절할 수 있다. 아울러 바른 자세가 무엇이고 몸이 어떤 방식으로 작동하는지를 이해한다면 보다 효율적으로 몸의 건강을 유지할 수 있을 것이다.

마음 상태 조절하기

필라테스는 자세를 교정하는 데 도움을 줄 뿐 아니라 정신 상태도 개선하는 역할을 한다. 요제프 필라테스는 의식적으로 꾸준히 운동하지 않으면 뇌의 기능이 떨어진다고 생각했다. 그의 이론은 철학을 비롯해 생리학에도 기초를 두고 있다.

그는 일상의 많은 활동들이 기계적으로 행해지고 있으며, 이렇게 움직임에 대한 의식 없이는 육체는 물론 정신에도 좋은 영향을 줄 수 없다고 보았다. 의식적 움직임은 뇌세포를 활성화하여 그것을 살아 있게 만들어주고, 뇌는 이 과정을 통해 정신적 활동을 활발하게 한다는 것이다. 규칙적인 운동 후 사기가 진작되고 뇌에 피의 공급이 원활해지면서 이전에 잠들어 있던 일부 영역들이 자극되는 현상들은 그의 이론을 뒷받침해주고 있다.

필라테스의
호흡법

호흡은 몸의 모든 세포에 산소를 공급하고 건강을 유지하기 위한 본질적인 요소이다. 숨을 들이쉬면 산소가 폐에 흡입되고, 혈액을 통해 몸 전체에 고루 퍼진다. 운동을 수행할 때 천천히 폐를 가득 채우고 호흡하면 스트레스를 해소하고 뇌의 기능을 향상시킬 수 있다. 아울러 혈액 순환을 개선하고 신체의 조화를 이루는 데에도 효과적이다. 필라테스에서 몸을 이완시키고 육체와 정신을 조율하기 위해서는 호흡이 매우 중요하다.

감정을 다스리는 의식적 호흡

바르게 호흡하는 것은 건강에 영향을 주기도 하지만 감정을 잘 다스리게 해준다. 호흡에 주의를 기울이지 않으면 폐의 상부만을 이용하여 얕게 호흡하게 되고 충분한 산소를 기관에 전달하지 못한다. 더욱이 사람들은 숨을 들이쉴 때 가슴을 부풀게 하는 경향이 있는데, 이렇게 호흡하면 어깨가 반사적으로 위로 들리면서 운동할 때 올바른 근육을 사용하지 못하게 된다. 어떤 사람들은 복부를 부풀려 천천히 호흡하기도 하지만, 필라테스는 복부를 팽창시키지 않고 수행하는 측면(옆가슴) 호흡법을 강조한다. 이 호흡법의 목표는 흉곽과 등의 근육을 이용하여 흉곽을 옆면으로 부풀게 함으로써 폐가 팽창할 수 있는 충분한 공간을 마련해주는 것이다. 하복부 근육이 신장되면 등 아랫부분이 취약해져서 더 이상 몸을 지탱하지 못하므로 복부를 공기로 부풀게 해서는 안 된다.

필라테스를 할 때 측면 호흡을 모든 동작에 적용해보자. 각 동작에서 제시하는 호흡법을 잘 따라 하면 최상의 결과를 얻을 수 있을 것이다. 또한 내쉬는 숨도 중요하다는 것을 잊지 말자.

필라테스 호흡을 연습해보자

① 중심 호흡

필라테스할 때는 코로 숨을 들이쉬고 입으로 숨을 내쉰다. 각 동작은 날숨에 수행한다. 숨을 내쉬면 횡격막이 올라가며 복근이 당겨지고 척추가 잘 신장된다. 이 호흡법은 정확한 중심을 잡아줌으로써 몸을 안정되게 한다.

필라테스 호흡 시 유의할 점

- 동작을 수행할 때 들숨에서 배 근육의 긴장을 풀어서는 안 된다. 배 근육을 이완시키면 똑바른 자세를 유지하지 못하고 부적절한 근육이 동원되기 때문이다.

- 동작을 수행할 때 호흡이 맞지 않아 문제가 생기더라도 절대로 숨을 참아서는 안 된다. 숨을 참으면 폐와 심장에 압박이 가해지기 때문이다. 이때는 자연스럽게 숨을 들이쉬는 것이 좋다.

② 측면 호흡

흉곽 양옆에 양손을 갖다 댄다. 숨을 깊게 들이쉬면서 양손이 벌어지는 것을 느껴보자. 그다음 숨을 내쉬며 흉곽이 천천히 내려오게 해보자. 그러면 양손이 다시 모이게 된다. 숨을 내쉴 때는 폐를 완전히 비우고 복근을 최대한 수축해야 한다.

③ 깊은 호흡

의식적으로 들숨에서는 깊게 호흡하고, 날숨에서는 힘차게 공기를 내뱉어보자. 즉, 숨을 내쉴 때 복근을 수축하며 공기를 훅 하고 내뱉는다.

④ 규칙적인 호흡

몸의 어느 부위도 움직이지 말고 숨을 천천히 들이쉬고 내쉬어보자. 배나 흉곽을 과도하게 움직이지 말고 규칙적인 속도로 자연스럽게 호흡한다.

필라테스
워밍업하기

워밍업은 소홀히 할 수 없는 필수적인 단계이다. 워밍업은 모든 신체 운동 전에 몸을 부드럽게 만들고 관절에 외상을 주지 않으면서 점차 유연성을 갖게 해주며, 운동 전 심장의 혈관에 산소를 담아두는 작용도 한다. 관절을 유연하게 만들어 운동할 준비를 하는 데는 10분이면 충분하다. 실제로 몸의 열기는 관절액(관절 내부를 순환하는 천연 윤활제)을 더욱 유동적으로 만들고 관절의 가동범위를 향상시킨다. 더욱이 워밍업을 잘하면 정신력도 상승하는데, 그 이유는 몸이 차가울 때보다 더울 때 기분이 더 좋아지고 집중을 잘할 수 있기 때문이다. 필라테스 동작을 위한 대표적인 워밍업에는 근육 신장에 기반을 둔 운동인 스트레칭이 있다.

스트레스와 감정을 다스린다

일상생활에서 몸을 경직시키는 스트레스 상황을 피할 수 없다면 몸을 열심히 신장시키고 긴장을 제거하는 방법을 배워야 한다. 긴장이 이어지면 에너지의 자연스런 흐름을 방해할 수 있기 때문이다. 육체 활동은 근육을 만드는 수단일 뿐만 아니라 몸에 쌓인 스트레스를 제거하는 방법이기도 하다.

스트레칭은 우리의 감정 체계와 집중력을 방해하는 요소를 조절하는 테크닉이다. 이러한 신체 인식은 본질적으로 호흡, 산소 공급, 근육 이완을 통해 이루어진다. 동작을 천천히 유동적으로 수행하는 것처럼 스트레칭을 할 때의 호흡도 천천히 해야 한다. 호흡을 규칙적이고 점진적으로 수행하면 산소 공급과 근육의 이완도 수월해진다.

내적 균형을 찾는다

스트레칭은 근육의 심층 구조를 이해하고 자제력을 회복하는 이상적인 방법이다. 실제로 스트레칭은 근육을 이완시키고 건강에 필요한 에너지를 자유롭게 순환시켜준다. 또한 타박상이나 경련의 위험 없이 몸의 긴장을 풀어주는 데도 도움이 된다.

　스트레칭은 외면에만 주의를 기울이지 않고 내면에서 나오는 몸의 소리를 들을 수 있도록 해준다. 내적 균형이 모습을 드러내면 자세와 행동에도 기품이 묻어나게 된다. 목은 펴지고, 배는 들어가고, 가슴은 열리고, 다리는 가늘어진다. 이 같은 축복은 몸이 유연해지고 관절에 긴장이 풀리면 나타나는 자연스러운 결과이다.

　진정으로 아름다운 실루엣은 날씬한 몸매보다 균형 잡힌 근육에서 나온다. 이처럼 스트레칭은 근육의 탄력성과도 관계가 있다.

몸의 조화를 이룬다

스트레칭은 동작의 가동범위를 확장시키면서 몸을 똑바로 지탱해주는 근육을 발달시킨다. 스트레칭은 자신의 몸을 신뢰하는 태도에서 시작된다. 관절에 긴장이 풀리면 몸속의 에너지는 더욱 원활하게 순환하고, 몸의 균형을 잡을 수 있게 된다. 또한 몸의 이완을 도와 운동 동작을 수월하게 할 수 있게 한다.

　몸을 이완한다는 것은 단지 몸의 긴장을 푼다는 의미가 아니다. 그것은 일상으로부터 벗어나 정신을 여유롭게 만든다는 뜻이다. 그럼으로써 우리는 단 한 가지 목표에 전념할 수 있다. 바로 자기 자신을 되찾고 생명의 기운을 끌어 모으는 것이다.

건강한 식습관을 위한
영양 **가이드라인**

식품은 종류가 무척 다양하여 자신이 좋아하는 음식 중에서 잘 선택하기만 하면 균형 있는 식단을 마련할 수 있다. 자신의 입맛과 욕구에 맞는 재미있고 창의적인 요리를 만들어보자. 음식을 '우울하게' 먹어서는 안 된다. 메뉴를 다양하게 하고 먹는 즐거움을 만끽해보자. 어떠한 음식을 먹어도 상관없지만 대신 적당량을 지키자.

좋은 식습관을 들이자

가능한 한 빨리 건강한 식습관을 들이자. 별로 효과가 없고 위험하기까지 한 다이어트보다는 장기간에 걸쳐 좋은 식습관을 들이는 게 더 낫다.

비타민과 미네랄이 포함된 균형 있는 식단은 몸무게를 안정적으로 유지하고 몸을 튼튼하게 해준다. 무분별한 군것질은 소화기관을 계속해서 피로하게 만들므로 피하는 것이 좋다. 위가 음식을 소화하는 데 걸리는 시간은 최소 세 시간(지질은 네 시간)이다. 이렇게 식사 사이에 간격을 두는 것은 배가 나오지 않게 유지하는 데 효과적이다. 이러한 영양 가이드라인을 따른다면 멋진 윤곽과 라인을 만드는 데 그리 오랜 시간이 걸리지 않을 것이다.

▌균형 있는 아침식사

대체로 간단하게 먹는 서양식 아침식사는 균형 잡힌 식단이라 할 수 없다. 우유를 넣은 커피는 소화가 잘 안되고 버터와 잼을 바른 빵은 살을 빼는 데 도움이 되지 않는다.

균형 있는 식사를 위해 아침에는 비타민이 풍부한 과일 주스나 신선한 과일을 식사 시작할 때 섭취하고, 탄수화물이 들어간 시리얼을 먹는 것이 좋다. 여기에 치즈를 추가하면 지질과 단백질을 보충할 수 있다. 식사는 그린 커피나 그린 티 등 가벼운 음료로 마무리하는 것이 좋다. 첫 끼니를 시작하기 전에 공복 상태에서 레몬즙을 첨가한 물을 마시면 몸 속 기관을 깨끗이 정화하는 데 도움이 된다.

▎단백질을 포함한 점심식사

섬유질과 비타민 등이 풍부한 음식은 심장질환과 비만을 예방한다. 당연히 돼지고기 요리나 치즈가 잔뜩 들어간 피자는 칼로리가 너무 높고 소화가 잘 안 되기 때문에 특별한 경우에만 섭취해야 한다. 올리브 오일을 뿌린 생야채 샐러드와 익힌 채소를 곁들인 고기나 생선을 먹도록 하자.

운동할 때나 일할 때 공복감을 줄이고 싶다면 느리게 흡수되는 당류나 전분질 채소를 섭취한다. 그러면 저녁때까지 흡수시키거나 소화시킬 시간이 필요하게 된다. 전분을 함유하고 있는 음식인 쌀밥, 메밀로 만든 면류, 찐 감자는 소화가 어렵지 않으면서 포만감을 준다는 장점이 있다.

몸에 좋은 건강 음료, 그린 커피와 그린 티

● 그린 커피는 갓 수확한 볶지 않은 상태의 커피를 말한다. 블랙 커피와 달리 익기 전에 수확하고 로스팅을 거치지 않기 때문에 건강 면에서 많은 효능이 있다. 그린 커피에 함유된 카페스톨과 카와웰 성분은 간의 해독 작용을 도와 조직을 재생시키고 독소를 제거한다. 또한 많은 양의 클로로겐산은 아주 강력한 산화 방지제로서 혈액 내 당의 농도를 감소시키는 장점이 있다. 아울러 셀룰라이트를 제거하고 뇌의 활동과 신체의 지구력을 향상시키는 데도 효과적이다.

● 그린 티(녹차)에는 테인, 폴리페놀, 에센셜 오일, 광물성 염분, 비타민이 함유되어 있어 갈증을 풀어주고 활력을 되찾게 해준다. 폴리페놀은 강력한 항산화 물질로 인체의 기관을 활성산소의 유해한 작용으로부터 보호하고 자연 방어력을 강화시키며 노화 속도를 늦춰준다. 또한 이뇨 작용은 물론 독소 제거와 지방 감소에도 효과가 있으며, 혈액 내 포도당과 콜레스테롤 농도를 낮춰 심혈관 질환을 예방한다.

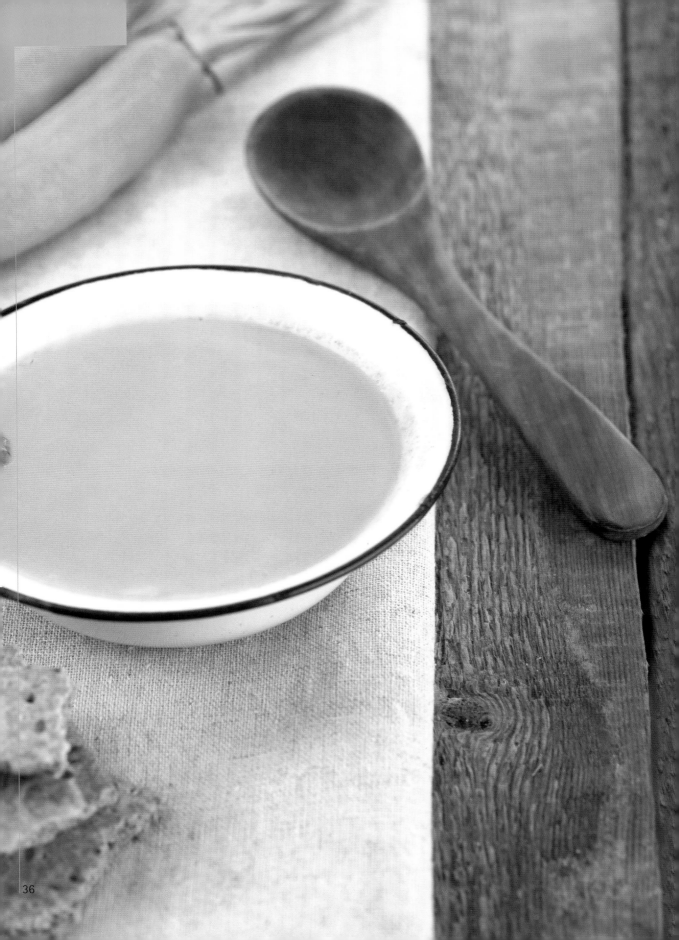

과일 간식

소량의 간식은 저녁식사까지 배고픔을 잊게 해준다. 단것이나 초콜릿이 당긴다면 간식으로 맛만 보는 것이 좋다. 그래도 설탕과 버터가 들어간 사과파이보다는 차라리 사과 한개를 그냥 먹는 것이 훨씬 좋다. 간식을 먹어야 한다면 적은 양을 여러 번 먹는 것이 좋다. 그래야 당이 갑작스레 오르는 것을 방지하고 공복감을 주지 않아 과식하지 않게 된다. 그린 커피, 녹차, 타임이나 로즈마리 차도 소화를 돕는 역할을 한다.

가벼운 저녁식사

잠들기 전에 배불리 먹게 되면 칼로리를 연소시킬 수 없어 몸에 좋지 않다. 몸이 소화할수 있는 시간을 주기 위해 적어도 취침 두 시간 전에는 아무것도 먹지 않는 것이 좋다. 그래야 더 나은 수면으로 이어질 수 있다. 저녁식사는 가볍게 하는 것이 최상의 컨디션을 유지하고 편안한 밤을 보낼 수 있는 가장 확실한 방법이다. 적은 수면 시간은 식욕 패턴을 파괴할 수 있다. 수면이 부족하면 더 많은 가공 탄수화물을 찾아 과식을 하게끔 신진대사가 변할 수도 있으니 주의한다.

오트밀

오트밀은 특별한 식품이다. 칼로리가 적고 감칠맛이 있어 크레이프, 빵, 케이크 등 다양한 요리로 조리가 가능하다. 또한 빠른 당을 느린 당으로 변환시켜 당의 침투 속도를 늦추며 지방의 통과를 느리게 하는 양면의 특징이 있다. 이뿐만이 아니다. 오트밀은 물에 닿으면 부풀면서 위를 팽창시켜 포만감을 느끼게 하며, 대장에 자극을 주지 않고 음식물의 통과를 수월하게 해준다.

이렇듯 오트밀은 다이어트 식품으로 손색이 없다. 매일 세 숟가락 정도씩 섭취해보자. 오트밀에 수분이 스며들면 소화관을 지나는 동안 줄곧 음식물을 큰 그물처럼 감싸는데, 이 그물코에 적은 양의 칼로리가 걸려들게 된다. 흡수되지 않은 오트밀 섬유는 기관을 빠져나오면서 갇혀 있던 칼로리를 함께 몸 밖으로 배출한다.

PILATES
STRETCHING

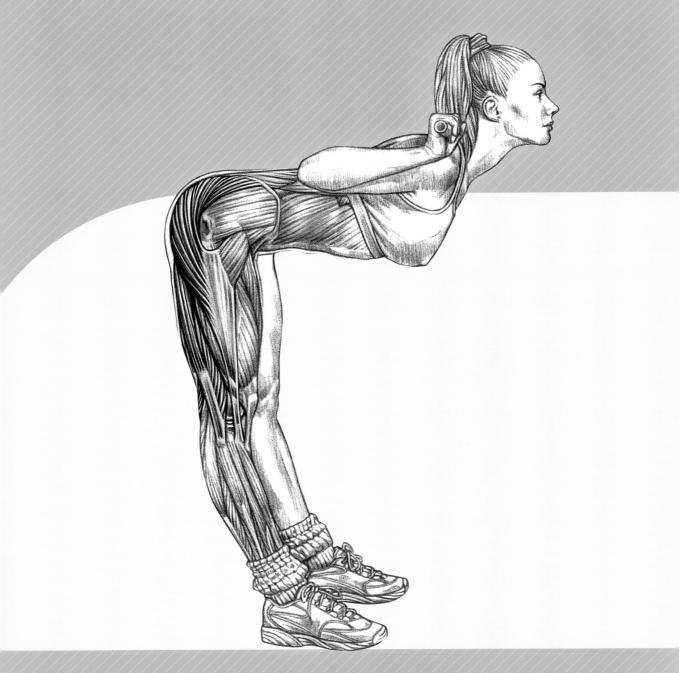

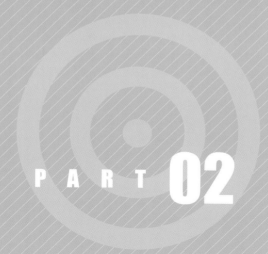

필라테스
스트레칭

1 햄스트링 스트레칭

이 동작은 복근을 수축시키고 햄스트링 근육이 위치해 있는 허벅지 뒷부분을 신장시키면서 복근을 강화해준다.

▎ **반복**   양쪽 다리를 각각 15~30초간 늘여주자.

▎ **어드바이스**   동작할 때 등과 들어올리지 않는 다리는 바닥에 잘 밀착시키자.

▎ **호흡**   다리를 들면서 숨을 깊게 들이쉬고, 상체(등 상부)를 바닥에서 떼면서 숨을 천천히 내쉰다. 그러면 근육에 무리를 주지 않고 점차적으로 강하게 신장시킬 수 있다. 정지 상태에서는 호흡을 깊고 고르게 유지한다.

▎ **주의**   너무 무리하여 다리가 떨릴 정도로 자세를 유지해서는 안 된다.

▎ **효과적인 자세**   신장하는 동안 복근을 수축해보자.

> 햄스트링이란?
> 둔근 중앙에서 허벅지 중앙에 이르는 네 개의 근육군
> (대퇴이두근, 반건양근, 반막양근)을 말한다.

▎ **운동법**

(→) **시작 자세**   등을 대고 누워서 양팔을 몸 옆에 붙이고 양발을 평행하게 모은다.

① 숨을 들이쉬면서 양손으로 오른쪽 다리를 잡고 들어올린다. 이때 왼쪽 다리는 펴서 바닥에 둔다.

② 숨을 내쉬면서 상체(등 상부)를 바닥에서 떼고, 자신이 할 수 있는 최대한으로 다리를 천천히 당겨준다.

③ 자세를 15~30초간 유지한다. 호흡은 깊고 고르게 하자.

④ 상체를 다시 바닥에 내려놓고 다리를 바꿔 실시한다.

(★) **응용 동작 [초급]**   반대쪽 다리를 펴고 동작하기가 어렵다면 살짝 구부리고 실시하자. 또한 다리를 당길 때 처음부터 너무 무리하게 당기지 않도록 주의하자.

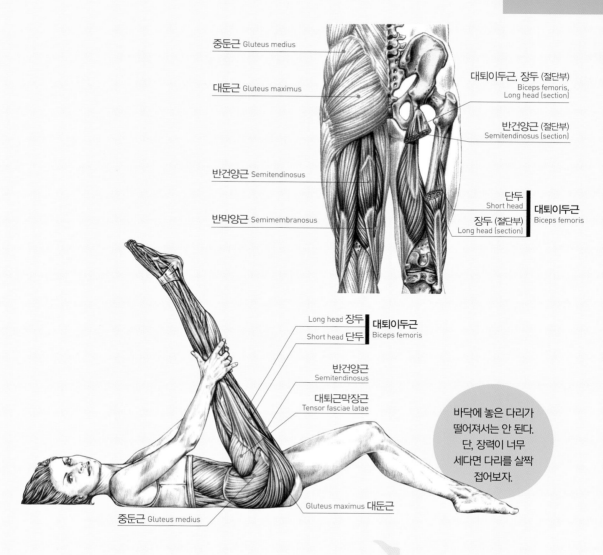

중둔근 Gluteus medius

대둔근 Gluteus maximus

반건양근 Semitendinosus

반막양근 Semimembranosus

대퇴이두근, 장두 (절단부)
Biceps femoris,
Long head (section)

반건양근 (절단부)
Semitendinosus (section)

단두
Short head

장두 (절단부)
Long head (section)

대퇴이두근
Biceps femoris

Long head 장두 · 대퇴이두근
Short head 단두 · Biceps femoris

반건양근
Semitendinosus

대퇴근막장근
Tensor fasciae latae

Gluteus maximus 대둔근

중둔근 Gluteus medius

바닥에 놓은 다리가
떨어져서는 안 된다.
단, 장력이 너무
세다면 다리를 살짝
접어보자.

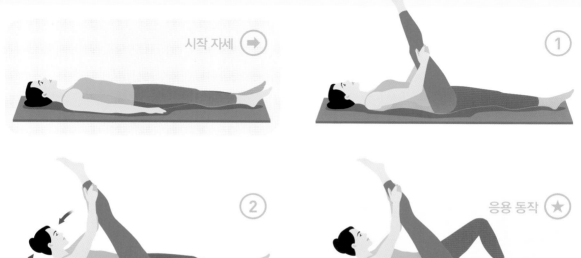

시작 자세 ➡

①

②

응용 동작 ★

2 대퇴사두근 스트레칭

이 동작은 허벅지 윗부분 근육을 신장시켜 길게 늘이면서 안정성과 균형감을 향상시켜준다.

▌**반복**　양쪽 다리를 각각 15~30초간 늘인다. 동작을 2회 반복한다.

▌**어드바이스**　똑바로 서서 시선을 수평선상의 한 지점에 고정하면 균형을 잡을 수 있다.

▌**호흡**　발뒤꿈치를 엉덩이 쪽으로 가져오면서 숨을 들이쉬고, 팔로 발뒤꿈치를 엉덩이 쪽으로 당기면서 숨을 내쉰다. 자세를 유지하는 동안에는 천천히 호흡하면서 근육을 이완시키고 균형을 잡도록 하자.

▌**주의**　허리가 움푹 들어갈 정도로 휘게 되면 요근이 손상될 수 있다. 골반이 수평이 되도록 유지하자.

▌**효과적인 자세**　골반 기울이기를 수행하면서(22쪽 참조) 몸을 최대한 신장시키자. 척추에 연결된 실이 자신의 정수리를 위로 잡아당긴다고 상상해보자.

> 대퇴사두근이란?
> 허벅지 앞부분에 있는 네 개의 근육군(내측광근, 중간광근, 외측광근, 대퇴직근)을 말한다.

▌**운동법**

(→) **시작 자세**　제자리에 선 채로 양팔을 몸 옆에 붙이고 양발을 평행하게 모은다.

(1) 숨을 들이쉬면서 오른쪽 발뒤꿈치를 엉덩이 방향으로 가져오고, 다리를 뒤로 접어 올려 한 손으로 잡는다.

(2) 숨을 내쉬면서 손으로 잡은 발의 뒤꿈치를 최대한 오른쪽 엉덩이 쪽으로 당겨준다.

(3) 천천히 호흡하면서 자세를 15~30초간 유지한다.

(4) 시작 자세로 돌아와서 반대쪽 다리로 바꾸어 실시한다. 양쪽 다리 번갈아 총 2회 반복한다.

(★) **응용 동작 [초급]**　손으로 발을 잡고 발뒤꿈치를 엉덩이 쪽으로 가져올 때 반대쪽 팔을 앞으로 쭉 뻗어보자. 평형추 효과가 생겨서 자세를 안정적으로 유지할 수 있게 된다.

42

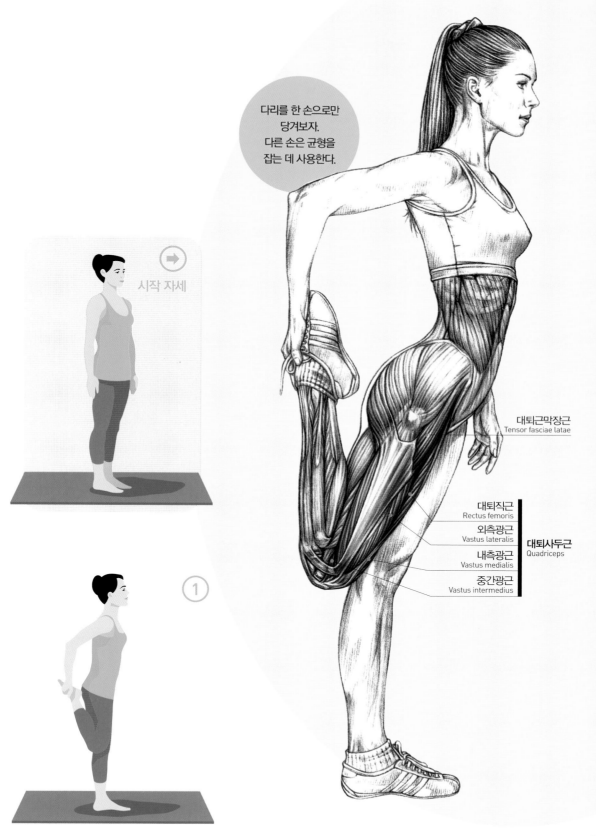

다리를 한 손으로만
당겨보자.
다른 손은 균형을
잡는 데 사용한다.

시작 자세

①

대퇴근막장근
Tensor fasciae latae

대퇴직근
Rectus femoris

외측광근
Vastus lateralis

대퇴사두근
Quadriceps

내측광근
Vastus medialis

중간광근
Vastus intermedius

3 가자미근 스트레칭

이 신장 동작은 종아리를 이완시키고 윤곽을 잡아주는 데 이상적이다. 특히 다리 운동 후나 경련이 일어날 때 수행해보자.

▌**반복** 양쪽 다리를 각각 15~20초간 신장시킨다. 동작을 2회 반복한다.

▌**어드바이스** 상체를 똑바로 세우고 몸을 살짝 앞으로 기울이자.

▌**호흡** 시작 자세에서 숨을 깊게 들이쉬고, 다리를 굽히면서 숨을 천천히 내쉰다. 신장 자세를 유지하는 동안에는 천천히 차분하게 호흡한다.

▌**주의** 뒤에 놓인 다리의 발뒤꿈치가 바닥에서 떨어져서는 안 된다. 앞다리를 덜 굽히더라도 뒷다리는 쭉 뻗는 것이 좋다.

▌**효과적인 자세** 구부린 무릎이 앞다리의 발끝과 일직선상에 위치하도록 해보자. 무릎이 발끝을 넘어가서는 안 된다.

> **가자미근**
>
> 종아리 아랫부분 뒤쪽에 있는 가자미 모양의 근육으로, 장비골근 바로 위에 있어 발꿈치를 들어올리는 역할을 한다. 하퇴부 뒷면에는 비복근과 가자미근이 있으며, 아킬레스건과 연결되어 하퇴삼두근을 구성한다.

▌**운동법**

(→) **시작 자세** 제자리에 선 채로 양팔을 몸 옆에 붙이고 양발을 평행하게 모은다. 숨을 들이쉰다.

① 숨을 내쉬면서 오른발을 약 1미터 정도 앞으로 내딛으며 오른쪽 무릎을 구부린다.
이때 왼쪽 다리는 뒤로 뻗고 양발바닥은 바닥에 붙어 있도록 한다.

② 천천히 호흡하며 자세를 15~20초간 유지한다.

③ 다시 양발을 모으고 다리를 편 다음 반대쪽 다리로 동작을 실시한다. 양쪽 다리 번갈아 총 2회 반복한다.

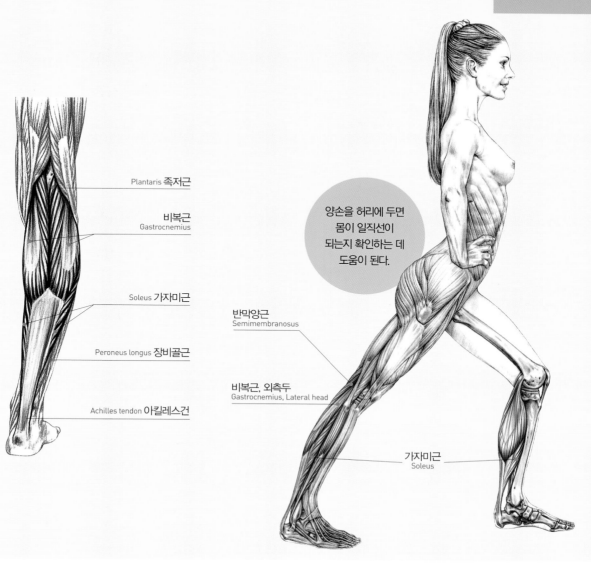

Plantaris 족저근

비복근
Gastrocnemius

Soleus 가자미근

Peroneus longus 장비골근

Achilles tendon 아킬레스건

양손을 허리에 두면
몸이 일직선이
되는지 확인하는 데
도움이 된다.

반막양근
Semimembranosus

비복근, 외측두
Gastrocnemius, Lateral head

가자미근
Soleus

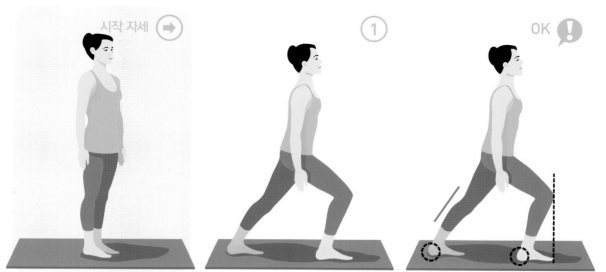

시작 자세 ➡

①

OK ❗

4 삼두근 스트레칭

이 동작은 팔 뒷부분을 신장하고 이완해서 삼두근을 이용해 무거운 중량을 들어올릴 때 발생할 수 있는 부상을 예방한다.

▌**반복**   양팔을 각각 15~20초간 신장시킨다. 동작을 2회 반복한다.

▌**어드바이스**   어깨를 수축시키지 말자. 어깨는 들지 말고 이완된 상태로 내려놓아야 한다.

▌**호흡**   팔을 들면서 숨을 깊게 들이쉬고, 신장을 시작할 때 숨을 천천히 내쉰다. 정지 상태의 신장 동작에서는 호흡을 조용하고 차분하게 하는 것이 중요하다.

▌**주의**   등을 똑바로 세워야 한다. 허리가 움푹 들어가는 것을 방지하기 위해 골반 기울이기를 수행하자. 상체는 수직으로 유지하고 신장된 팔 쪽의 옆구리를 기울이지 않도록 주의한다.

▌**효과적인 자세**   몸을 일직선으로 쭉 펴고 동작하자. 등을 구부리고 삼두근을 신장하는 것은 아무 효과가 없다.

> **삼두근의 구성**
> 팔 뒷부분에 있는 근육으로 이름(삼두근)에서 알 수 있듯이 세 개의 머리(두)로 구성된다.

▌**운동법**

(➡) **시작 자세**   제자리에 선 채로 상체를 똑바로 세우고 양발을 모은다.

① 숨을 깊게 들이쉬면서 한쪽 팔을 머리 측면 위로 뻗은 다음, 팔꿈치를 구부려 등 상부에 손을 댄다.

② 반대쪽 손은 들어올려서 구부린 팔꿈치를 잡는다.

③ 숨을 천천히 내쉬면서 안쪽으로 천천히 당겨 팔을 신장시킨다. 안정적으로 호흡하며 자세를 15~20초간 유지한다. 이때 구부린 팔 쪽의 옆구리를 기울이지 않도록 주의하자.

④ 시작 자세로 돌아와서 팔을 바꾸어 실시한다. 양쪽 팔 번갈아 총 2회 반복한다.

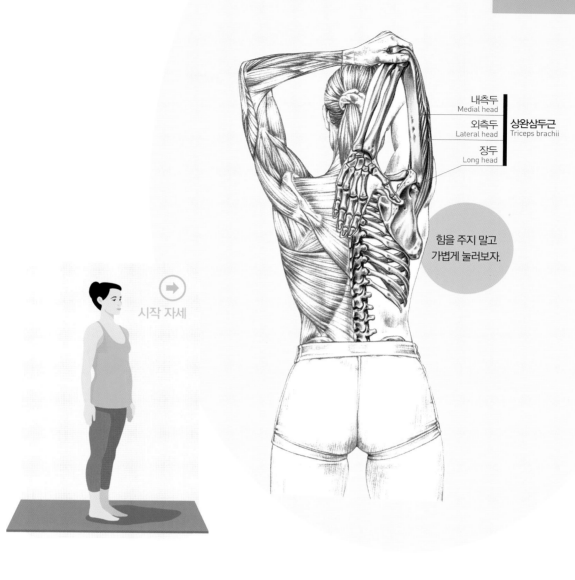

내측두
Medial head

외측두   상완삼두근
Lateral head   Triceps brachii

장두
Long head

힘을 주지 말고
가볍게 눌러보자.

시작 자세

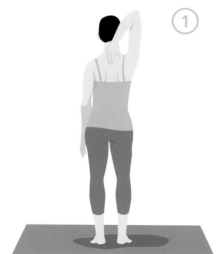

①

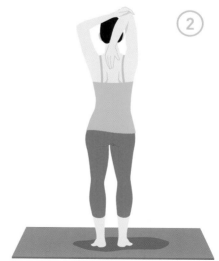

②

5 광배근 스트레칭

이 신장 동작은 척추 스트레칭(50쪽 참조)의 보완 동작으로 광배근을 늘여준다.

▌ 반복   15~20초간 신장 상태를 유지한다. 동작을 2회 반복한다.

▌ 어드바이스   허리를 휘게 하지 말고 양팔을 위로 최대한 높이 신장시키자. 그다음 몸을 앞으로 숙이고 무릎을 가볍게 누르면서 광배근을 최대한 늘여준다.

▌ 호흡   양팔을 위로 들면서 숨을 크게 들이쉬고, 몸을 숙이는 동안 숨을 천천히 내쉰다. 정지 상태에서는 조용히 호흡한다.

▌ 주의   동작할 때 무리하게 신장을 해서는 안 된다. 이 동작은 등을 똑바로 세우고 어깨를 잘 펴는 것이 중요하다. 상체를 다리와 직각이 될 때까지 내리는 것이 어렵다면 가능한 정도까지만 내리자. 동작을 연습하다 보면 유연성도 향상될 것이다.

▌ 효과적인 자세   등은 골반에서부터 기울이고 척추는 곧게 세운다. 어깨를 잘 펴기 위해 견갑골 양쪽을 아래쪽으로 당기며 붙여보자.

> **광배근이란?**
> 어깨 뒷부분에서 척추 중앙으로 뻗어 있는 넓은 근육을 말한다.

▌ 운동법

➡️ **시작 자세**   제자리에 서서 상체를 똑바로 세우고 양발을 모은다.

① 숨을 들이쉬면서 양팔을 머리 위로 양손바닥이 마주보도록 들어올린다.
이때 어깨는 들지 말고 내려놓는다.

② 숨을 천천히 내쉬면서 등을 똑바로 세운 채로 몸을 앞으로 숙인다.

③ 상체를 다리와 직각이 될 때까지 내리고 양팔을 쭉 뻗어 귀 양옆에 붙인다.

④ 자세를 15~20초간 유지하며 조용히 호흡한다.
이때 양팔은 보이지 않는 실로 당기듯이 앞으로 쭉 뻗는다.

⑤ 시작 자세로 돌아와서 동작을 다시 반복한다. 총 2회 실시한다.

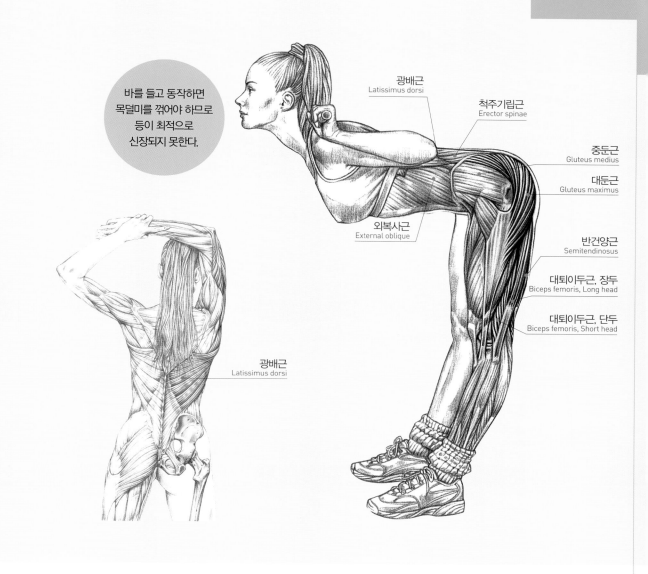

바를 들고 동작하면
목덜미를 꺾어야 하므로
등이 최적으로
신장되지 못한다.

광배근
Latissimus dorsi

척주기립근
Erector spinae

중둔근
Gluteus medius

대둔근
Gluteus maximus

외복사근
External oblique

반건양근
Semitendinosus

대퇴이두근, 장두
Biceps femoris, Long head

대퇴이두근, 단두
Biceps femoris, Short head

광배근
Latissimus dorsi

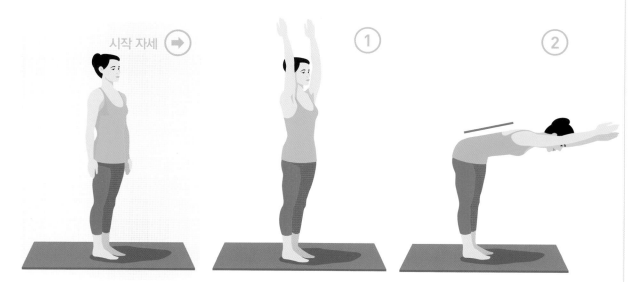

시작 자세 ➡

① ②

49

6 척추 스트레칭

이 신장 동작은 운동을 마무리할 때마다 하는 것이 좋다. 이 동작은 척추를 전체적으로 늘여주며 운동 중에 생긴 등 근육의 긴장을 풀어준다.

▎**반복**　15~20초간 신장 상태를 유지한다. 동작을 4회 반복한다.

▎**어드바이스**　골반의 뒤쪽 뼈(좌골) 위로 앉아 척추뼈 하나하나를 아주 천천히 신장시키자.

▎**호흡**　몸을 세우면서 숨을 최대한 들이쉬고, 몸을 앞으로 숙이면서 숨을 내쉰다. 정지 상태에서는 조용히 호흡한다.

▎**주의**　동작할 때 다리를 접어서는 안 된다. 이 동작의 목표는 손이 발가락에 닿는 것이 아니라, 등의 신장 상태를 유지하는 것이다.

▎**효과적인 자세**　목덜미를 꺾지 않고 신장시키려면 턱을 안으로 집어넣어 보자.

> **척추의 기능**
> 척추는 '추골'이라 불리는 척추뼈가 쌓여 형성된 것으로 골격을 지탱해준다.

▎**운동법**

(➡) **시작 자세**　상체를 똑바로 세우고 앉아서 양쪽 다리를 골반 너비로 벌리고 발목은 구부린다.

① 숨을 들이쉬면서 자신이 할 수 있는 최대한으로 상체를 세우고, 척추를 아래에서 위로 신장시킨다.

② 몸을 세운 상태에서 양팔을 다리와 평행하게 뻗고 손바닥은 아래를 향하게 한다.

③ 숨을 내쉬면서 등을 앞으로 구부려 뻗은 팔의 손이 발끝에 닿도록 한다. 유연성이 부족해서 손이 발끝에 닿지 않는다면 억지로 하지말고 가능한 정도까지만 동작하자. 등의 신장을 느끼는 것이 중요하다.

④ 천천히 호흡하며 자세를 15~20초간 유지한다.

⑤ 등을 천천히 펴면서 시작 자세로 돌아온다. 동작을 4회 반복한다.

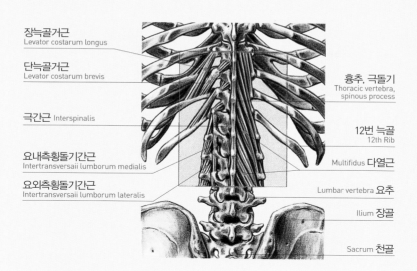

장늑골거근
Levator costarum longus

단늑골거근
Levator costarum brevis

극간근 Interspinalis

요내측횡돌기간근
Intertransversaii lumborum medialis

요외측횡돌기간근
Intertransversaii lumborum lateralis

흉추, 극돌기
Thoracic vertebra,
spinous process

12번 늑골
12th Rib

Multifidus 다열근

Lumbar vertebra 요추

Ilium 장골

Sacrum 천골

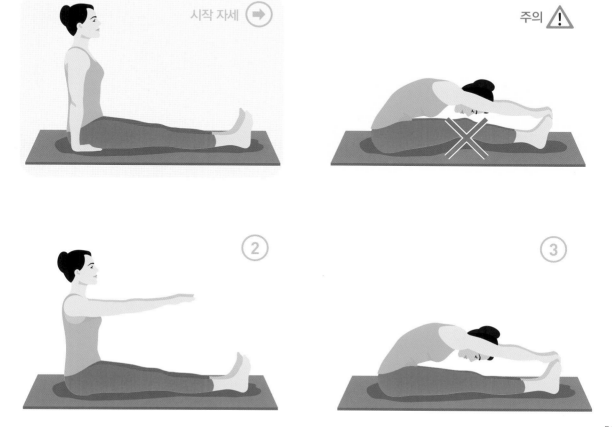

시작 자세 ➡

주의 ⚠

②

③

7 목덜미 스트레칭

이 동작은 목덜미와 목 근육을 신장하고 이완시키는 데 효과적이다.

▌**반복**   15~20초간 신장 상태를 유지한다. 동작을 양쪽 번갈아 2회씩 실시한다.

▌**어드바이스**   어깨를 내린 상태로 아주 천천히 신장시키자.

▌**호흡**   시작 자세에서 숨을 들이쉬고, 머리를 기울이면서 숨을 내쉰다. 근육에 통증이 생기지 않으려면 아주 깊게 호흡해야 한다.

▌**주의**   손으로 머리 위를 과도하게 눌러서는 안 된다. 손에 힘을 빼고 얹는 것만으로도 목덜미를 충분히 신장시킬 수 있다.

▌**효과적인 자세**   동작할 때 몸을 최대한 신장시키자. 목덜미는 척추의 끝에 있기 때문에 척추를 신장시키지 않으면 목덜미도 신장시키지 못한다.

> **목덜미의 위치**
> 목 윗부분에서 어깨의 가운데에 이르는 세 개의 근육군
> (사각근, 흉쇄유돌근, 승모근)을 말한다.

▌**운동법**

(➡) **시작 자세**   제자리에 선 채로 상체를 똑바로 세우고 양발을 모은다. 숨을 들이쉰다.

① 숨을 내쉬면서 머리를 오른쪽으로 기울인다.

② 오른손으로 머리 위 왼쪽을 지긋이 눌러준다. 너무 과하게 누르지 않도록 주의하자.

③ 천천히 호흡하며 자세를 15~20초간 유지한다.

④ 시작 자세로 돌아와서 방향을 바꾸어 실시한다. 동작을 양쪽 번갈아 총 2회 실시한다.

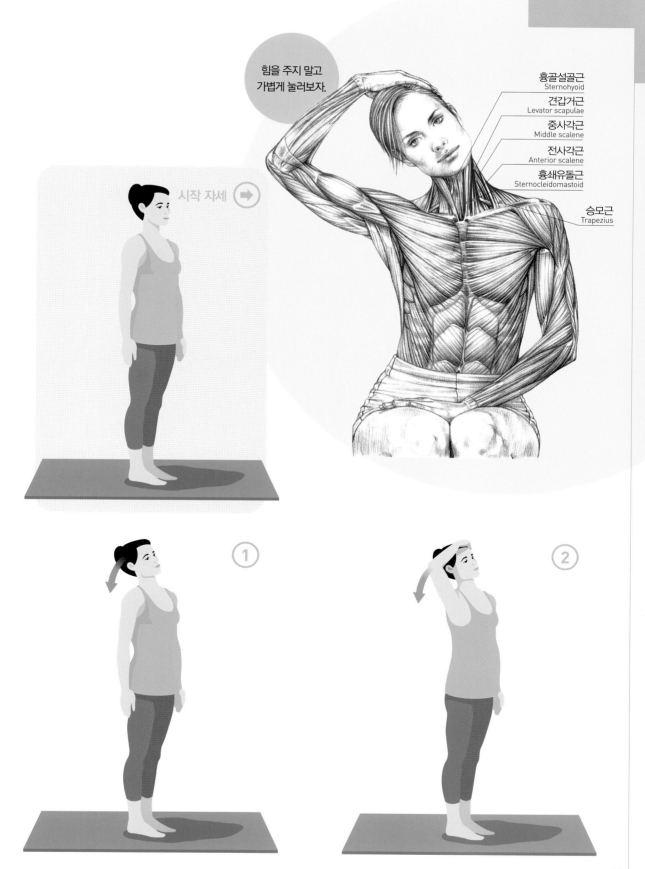

힘을 주지 말고
가볍게 눌러보자.

흉골설골근
Sternohyoid

견갑거근
Levator scapulae

중사각근
Middle scalene

전사각근
Anterior scalene

흉쇄유돌근
Sternocleidomastoid

승모근
Trapezius

시작 자세 ➡

① ②

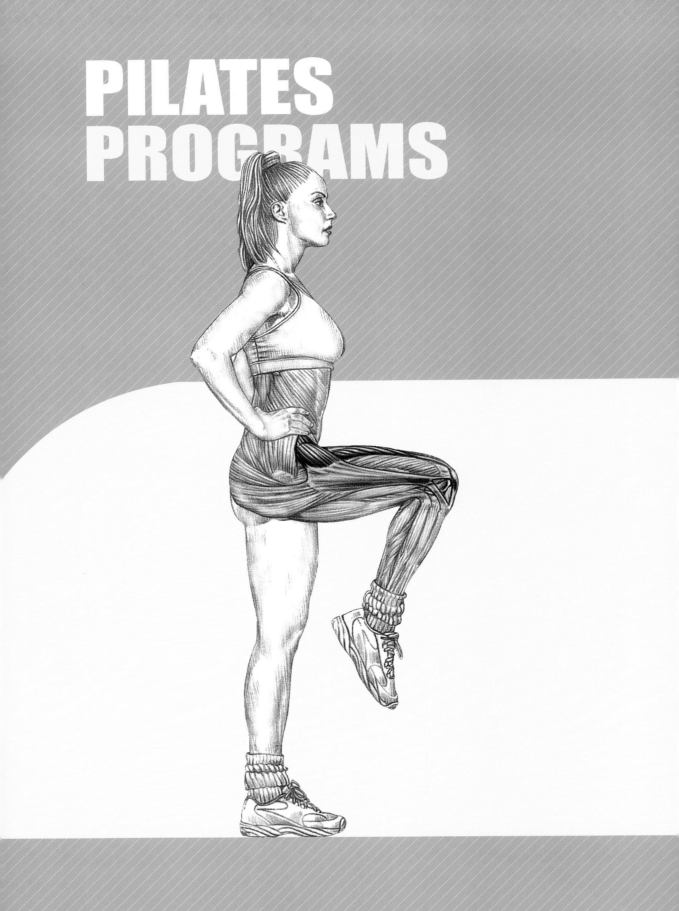

PILATES
PROGRAMS

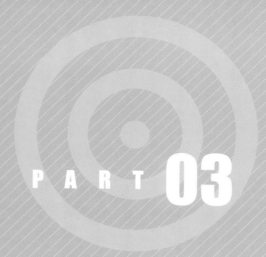

PART 03

필라테스
프로그램

초급 / 중급

1 반 고리 자세

'하프 컬'이라고도 부르는 이 동작은 상복부와 복부 심층 근육을 강화하고 등을 탄력 있게 만든다.

▌**반복**　10초간 수축 상태를 유지한다. 동작을 5회 반복한다.

▌**어드바이스**　동작을 수행하는 내내 등 아랫부분을 바닥에 붙인다.

▌**호흡**　바닥에 누운 상태에서 숨을 들이쉰 다음, 복근을 수축하고 상체 윗부분을 들면서 숨을 천천히 내쉰다. 정지 상태에서는 상체 윗부분을 움직이지 않도록 주의하자. 다시 숨을 들이쉬었다 내쉬면서 시작 자세로 돌아간다.

▌**주의**　동작할 때 목을 꺾어서는 안 된다. 목을 꺾게 되면 복근이 아니라 목의 신근에 힘이 가해지기 때문이다. 목의 근육을 너무 많이 동원하는 경향이 있다면 동작 시 머리 뒷부분을 양손으로 받쳐보자. 그러면 복근의 수축을 잘 느낄 수 있을 것이다.

▌**효과적인 자세**　양팔과 척추가 자연스럽게 일직선이 되게 하자. 양팔이 바닥과 완전히 평행한 상태를 유지하면 어깨가 귀 방향으로 올라오는 것도 막을 수 있다.

▌**운동법**

(➡) **시작 자세**　등을 대고 누워서 양팔을 몸 옆에 붙이고 손바닥을 바닥에 댄다. 무릎을 구부려 발바닥이 바닥에 닿도록 하고 양쪽 다리는 모은다. 숨을 들이쉰다.

① 천천히 숨을 내쉬면서 상복부를 수축하여 상체 윗부분을 들어올린다. 이때 양팔은 바닥과 완전히 평행이 되도록 한다. 배꼽은 척추에 붙이고 복부 심층 근육을 동원하여 동작하자.

② 상체 윗부분을 움직이지 않도록 주의하면서 자세를 10초간 유지한다.

③ 다시 숨을 들이쉬었다가 내쉬면서 시작 자세로 돌아오고 동작을 5회 반복한다.

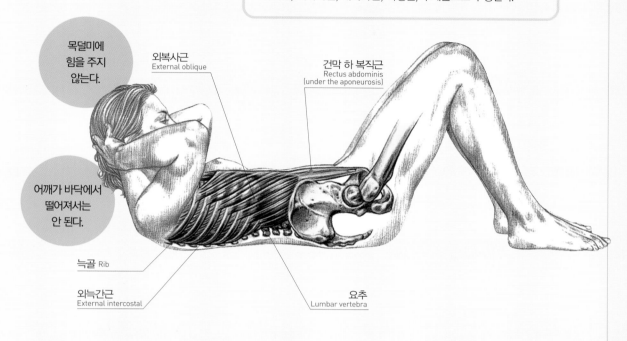

복근이란?

흉곽 양쪽에 대칭을 이루며 배열된 다섯 개의 근육 쌍을 말하며,
복직근, 외복사근, 내복사근, 복횡근, 추체근으로 구성된다.

목덜미에
힘을 주지
않는다.

어깨가 바닥에서
떨어져서는
안 된다.

외복사근
External oblique

건막 하 복직근
Rectus abdominis
(under the aponeurosis)

늑골 Rib

외늑간근
External intercostal

요추
Lumbar vertebra

시작 자세 ➡

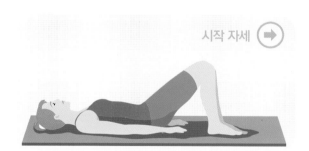

①

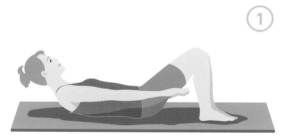

주의 ⚠

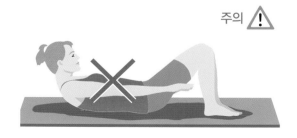

2 타이니 스텝 자세

이 동작은 하복부를 강화하고 탄력 있게 만든다.

▌**반복**　10초간 수축 상태를 유지한다. 동작을 한쪽 다리 당 3회씩 반복한다.

▌**어드바이스**　동작을 수행하는 내내 복근을 수축하면서 엉덩이가 앞뒤로 움직이는 것을 느껴본다.
양손을 아랫배 위에 놓고 호흡에 주의를 기울이자.

▌**호흡**　한쪽 다리의 발끝을 세우면서 숨을 깊게 들이쉬고, 반대쪽 무릎을 들면서 숨을 내쉰다. 정지
상태에서는 천천히 호흡하고 하강 시 숨을 내쉰다.

▌**주의**　양쪽 다리를 밖으로 벌리지 말고 가능한 한 평행하게 유지하자.

▌**효과적인 자세**　균형을 잡을 수 있도록 한쪽 다리의 발가락 전체를 누르면서 반대쪽 다리의 무릎을
들어보자.

▌**운동법**

(➡) 시작 자세　등을 대고 누워서 양손을 배 위에 놓는다. 무릎을 구부려 발바닥이 바닥에 닿도록 하고 양
쪽 다리를 모은다.

① 숨을 들이쉬면서 오른쪽 다리의 발끝을 세운다.

② 숨을 내쉬면서 복근을 수축하고, 왼쪽 무릎을 상체 방향으로 들어준다.

③ 천천히 호흡하며 자세를 10초간 유지한다.

④ 다시 숨을 내쉬면서 자세 ① 로 돌아오고 동작을 3회 반복한다. 반대쪽도 똑같이 실시한다.

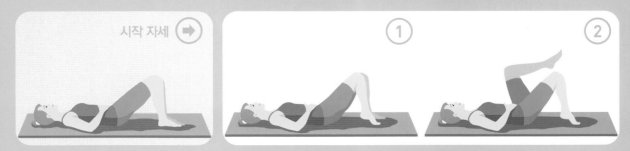

3 사이드 레그 리프트

배에 힘을 주어 다리를 들어올리는 동작으로 다리 근육, 골반 안정 근육, 복부 심층 근육과
복사근을 강화한다.

▌반복 5~10초간 수축 상태를 유지한다. 동작을 한쪽 당 5회씩 반복한다.

▌어드바이스 동작을 수행하는 내내 양쪽 다리를 딱 붙인다.

▌호흡 시작 자세에서 숨을 깊게 들이쉬고, 다리를 들면서 숨을 내쉰다. 다리를 내려놓으며 다시 숨
을 들이쉰다.

▌주의 골반이 정면을 향하도록 한다. 다리를 들고 내릴 때에는 허리를 앞뒤로 움직이지 말고 고정
시키자.

▌효과적인 자세 상체가 안정되도록 손으로 바닥을 짚어준다.

▌운동법

(→) 시작 자세 오른쪽 측면으로 누워서 무릎을 붙이고 오른손으로 머리를 받친다. 왼손은 가슴 부위에
있는 바닥을 잘 짚고 양쪽 다리는 서로 모아 몸과 나란히 놓는다. 숨을 들이쉰다.

① 숨을 내쉬면서 복근을 수축하고, 양쪽 다리를 모아 위로 들어올린다.

② 자세를 5~10초간 유지한다.

③ 숨을 들이쉬며 시작 자세로 돌아온 다음 동작을 총 5회 실시하고, 반대쪽도 똑같이 실시한다.

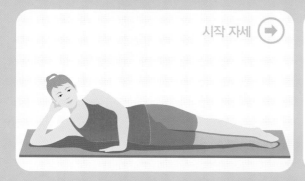

시작 자세 (→)

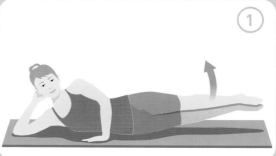

①

4 공처럼 구르기

등을 공처럼 둥글게 만들어 구르는 동작으로, 복근과 등 근육을 강화하고 탄력 있게 만들어 준다.

반복 동작을 5회 반복한다.

어드바이스 등을 공처럼 둥글게 만들어야 요근을 당기지 않고 뒤로 구를 수 있다.

호흡 무릎을 들 때 복근을 수축하면서 숨을 들이쉬고, 뒤로 구르면서 숨을 천천히 내쉰다. 다시 앞으로 돌아와 균형을 잡으면서 숨을 들이쉰다.

주의 동작을 하는 내내 몸이 안으로 휜 C자 모양이 되도록 한다. 마치 공안에 갇혀 있는 것처럼 몸을 모아야 한다.

효과적인 자세 복근을 제대로 수축하면 발이 바닥에 닿지 않아도 균형을 잘 잡을 수 있다. 또한 다리뿐 아니라 팔에도 힘을 주면 등척성 수축이 일어나 앞에서 뒤로 효과적으로 구를 수 있다.

공 자세 만들기

이 동작의 목표는 척추를 구부린 상태를 지속적으로 유지하는 것이다. 매트 위에서 척추뼈 하나하나를 둥글게 말아보자.

운동법

시작 자세 바닥에 앉은 채 무릎을 구부리고 양손은 허벅지 뒤에 둔다.

① 숨을 들이쉬면서 골반 안정 근육을 동원하여 무릎을 들고 자세를 잡는다.

② 숨을 내쉬면서 하복부 근육을 수축하며 몸을 뒤로 굴린다. 완전히 뒤로 넘어가지 않도록 주의하자.

③ 숨을 들이쉬며 다시 앞으로 돌아와서 균형을 잡는다. 이때 발이 바닥에 닿지 않도록 한다.

④ 동작을 총 5회 반복한다.

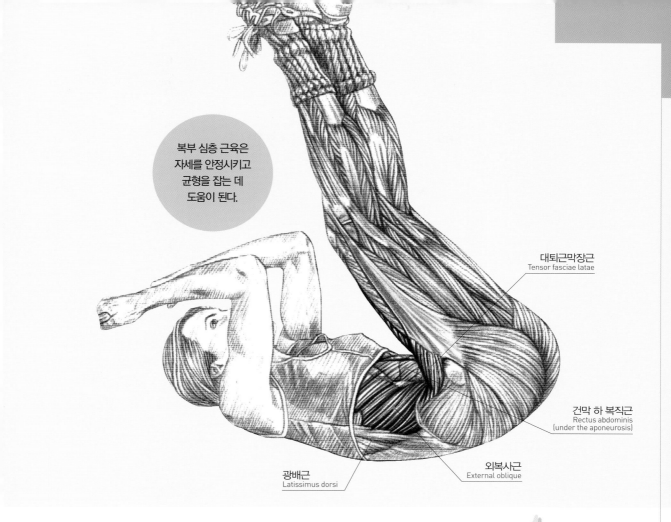

복부 심층 근육은
자세를 안정시키고
균형을 잡는 데
도움이 된다.

대퇴근막장근
Tensor fasciae latae

건막 하 복직근
Rectus abdominis
(under the aponeurosis)

외복사근
External oblique

광배근
Latissimus dorsi

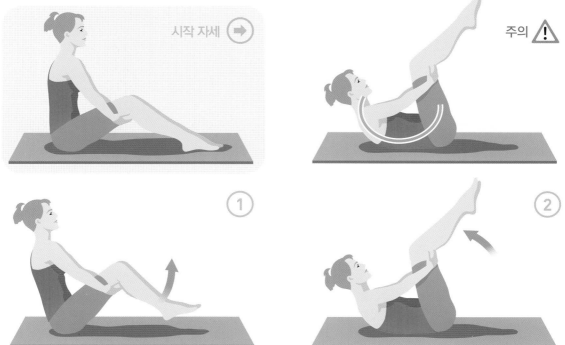

시작 자세 ➡

주의 ⚠

①

②

5 척추 비틀기

좌우로 몸통을 비트는 이 동작은 허리를 유연하게 하고 근육을 길게 늘여준다.

▌반복 양쪽 번갈아 총 3회 실시한다.

▌어드바이스 좌우로 회전할 때 양팔을 바닥과 평행하게 뻗어보자.

▌호흡 양팔을 들면서 숨을 깊게 들이쉬고, 상체를 회전시킬 때 숨을 천천히 내쉰다. 가운데로 돌아올 때는 다시 숨을 들이쉰다.

▌주의 골반은 반드시 바닥에 단단히 고정시켜야 한다. 몸을 돌릴 때 엉덩이가 한쪽으로 기울면 안 된다.

▌효과적인 자세 동작을 수행하는 내내 상체를 최대한 신장시키자.

> 허리 근육 운동
> 허리를 매끄럽고 잘록하게 만들려면 외복사근을 단련시켜야 한다.

▌운동법

(→) 시작 자세 바닥에 앉아서 상체를 세우고 양쪽 다리를 살짝 벌린 다음 양팔을 몸 옆에 붙인다.

① 양팔을 옆으로 어깨 높이까지 들어올린다.

② 숨을 들이쉬면서 상체를 최대한 위로 신장시키고 하복부 근육을 수축시킨다.

③ 이 상태에서 숨을 내쉬면서 상체를 오른쪽으로 회전시킨다. 이때 골반은 바닥에 단단히 붙이고 상체는 바닥과 직각 상태를 유지한다.

④ 다시 숨을 들이쉬면서 가운데로 돌아온 다음 반대쪽으로 실시한다.
  양쪽 번갈아 총 3회 실시한다.

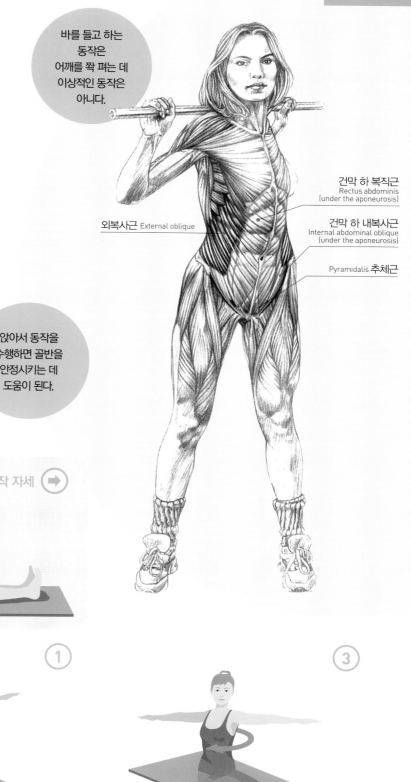

바를 들고 하는
동작은
어깨를 쫙 펴는 데
이상적인 동작은
아니다.

외복사근 External oblique

건막 하 복직근
Rectus abdominis
(under the aponeurosis)

건막 하 내복사근
Internal abdominal oblique
(under the aponeurosis)

Pyramidalis 추체근

앉아서 동작을
수행하면 골반을
안정시키는 데
도움이 된다.

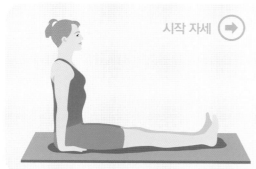

시작 자세 ➡

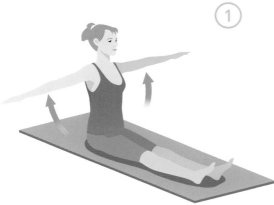

① ③

6 척추 펼치기

'롤 다운'이라 부르는 이 동작은 복부 심층 근육을 강화하고 척추를 신장시킨다.

▌**반복**　15초간 자세를 유지한다. 동작을 5회 반복한다.

▌**어드바이스**　몸을 뒤로 내려놓을 때 양팔을 바닥과 평행하게 놓고 손가락 끝까지 최대한 길게 뻗어보자.

▌**호흡**　시작 자세에서 숨을 크게 들이쉬고, 몸을 바닥에 내려놓으며 숨을 천천히 내쉰다. 정지 상태에서는 호흡을 느리고 고르게 유지하자.

▌**주의**　목덜미를 꺾으면 목 근육에 불필요한 긴장을 주게 된다. 머리는 자연스럽게 척추의 연장선상에 놓이도록 한다.

▌**효과적인 자세**　동작을 수행하는 내내 복근의 수축 상태를 유지한다.

> 진주 목걸이 이미지 떠올리기
>
> 척추를 말고 펴는 동작을 쉽게 이해하기 위해 필라테스에서 종종 사용하는 이미지이다. 척추를 바닥에 닿게 하는 동작을 할 때 내 몸을 진주목걸이라 상상하고, 진주알을 하나하나 차례대로 바닥에서 들어올리고 내리는 이미지를 떠올리면서 척추뼈를 움직인다.

▌**운동법**

(→) **시작 자세**　바닥에 앉아서 상체를 세우고 무릎을 구부린다. 발바닥은 바닥에 붙이고 팔은 앞으로 뻗는다.

① 숨을 들이쉬면서 척추를 신장시킨 다음 복근을 수축하면서 등을 아래부터 둥글게 말아준다.

② 숨을 내쉬면서 꼬리뼈를 집어넣고 몸을 뒤로 천천히 내려놓으며 척추를 펼쳐준다. 척추뼈 하나하나를 견갑골 높이까지 펼쳐보자. 이때 견갑골은 바닥에 닿지 않게 한다.

③ 견갑골 높이까지 척추를 펼쳤다면 자세를 15초간 유지하면서 천천히 호흡한다.

④ 숨을 내쉬며 시작 자세로 돌아오면서 척추뼈 하나하나를 세운다. 진주 목걸이가 차례대로 바닥에서 들어올려지는 모습을 상상하며 동작하자. 총 5회 반복한다.

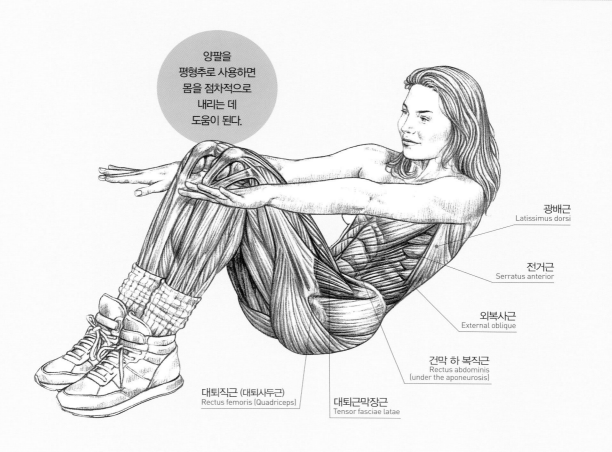

양팔을
평형추로 사용하면
몸을 점차적으로
내리는 데
도움이 된다.

광배근
Latissimus dorsi

전거근
Serratus anterior

외복사근
External oblique

건막 하 복직근
Rectus abdominis
(under the aponeurosis)

대퇴직근 (대퇴사두근)
Rectus femoris (Quadriceps)

대퇴근막장근
Tensor fasciae latae

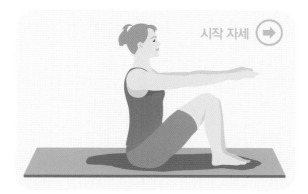

시작 자세 ➡

이미지 필라테스

필라테스에서는 동작할 때 자신이 정말 그 사물이 된 것과 같은 느낌을 머릿속으로 그리면서 움직이는 것을 중시한다. 예를 들면 내 몸을 풍선이라 여기고 점점 부풀어 오른다고 상상하며 동작하는 것이다.

②

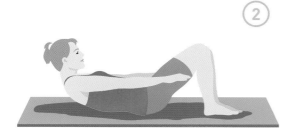

주의 ⚠

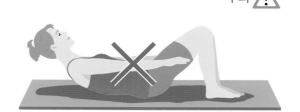

7 브릿지

이 동작은 다리, 둔근, 복근을 탄력 있게 만들고, 등의 아랫부분을 강화한다.

▌**반복** 10초간 자세를 유지한다. 동작을 5회 반복한다.

▌**어드바이스** 동작을 수행하는 내내 복근을 수축해보자. 그러면 안정감을 유지할 수 있다.

▌**호흡** 누워서 무릎을 구부린 다음 흉곽을 최대한 열고 숨을 들이쉰다. 갈비뼈가 벌어지며 폐가 공기로 부푸는 것을 느껴보자. 숨을 내쉬며 허리를 들어 어깨, 허리, 무릎이 일직선상에 놓이게 한다(브릿지 자세). 이 자세를 10초간 유지하며 흉곽으로 정상적인 호흡을 한다. 다시 몸을 내려 시작 자세로 돌아오면서 숨을 내쉰다.

▌**주의** 시작 자세에서 발뒤꿈치가 엉덩이에 가까이 있는지 확인해보자. 브릿지가 완성되면 넓적다리가 바닥과 거의 직각을 이루게 된다. 양발은 앞뒤로 움직이지 않도록 바닥에 단단히 고정한다.

▌**효과적인 자세** 팔과 발로 바닥을 세게 밀어야 균형을 잡는 데 도움이 된다.

▌**운동법**

(→) **시작 자세** 등을 대고 누워서 무릎을 구부린다. 양발을 골반 너비로 벌리고 발바닥은 바닥에 붙인다. 팔은 몸 옆으로 뻗어 바닥에 대고, 손바닥도 바닥에 댄다. 숨을 들이쉰다.

① 숨을 내쉬면서 팔과 발로 바닥을 세게 밀고, 엉덩이를 조이면서 허리를 들어올려 무릎에서 머리까지 일직선을 만든다.

② 자세를 10초간 유지하며 천천히 호흡한다.

③ 숨을 내쉬면서 엉덩이를 바닥에 내려놓고 다시 동작을 실시한다. 총 5회 반복하자.

브릿지 동작

브릿지(다리)는 필라테스 자세에서 자주 언급되는 이미지 가운데 하나이다. 척추를 휘지 않은 작은 다리라고 상상하면 이해가 빠를 것이다. 동작 시 양발이 앞뒤로 움직이지 않도록 잘 고정시키자.

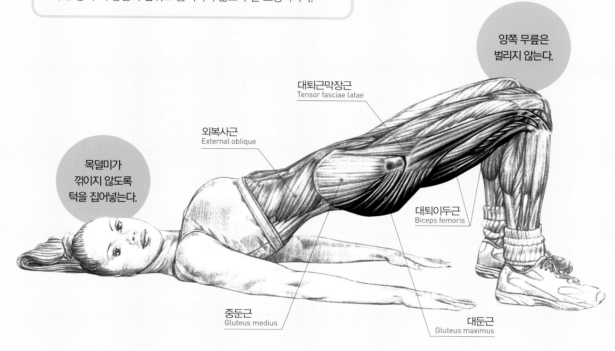

양쪽 무릎은
벌리지 않는다.

대퇴근막장근
Tensor fasciae latae

외복사근
External oblique

목덜미가
꺾이지 않도록
턱을 집어넣는다.

대퇴이두근
Biceps femoris

중둔근
Gluteus medius

대둔근
Gluteus maximus

시작 자세 ➡

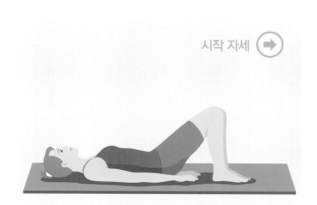

①

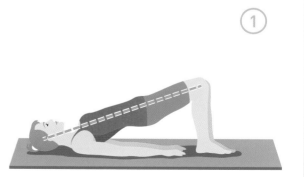

8 다리로 원 그리기

이 동작은 복부의 심층 근육을 강화하고 다리 근육을 신장시킨다.

▍**반복** 15초간 자세를 유지한다. 동작을 양쪽 다리 번갈아 2회 실시한다.

▍**어드바이스** 원을 그리는 동안 다리를 편 상태로 유지해보자. 골반은 동작을 수행하는 내내 바닥에 고정시킨다.

▍**호흡** 무릎을 들면서 숨을 들이쉬고 다리를 펴면서 숨을 내쉰다. 원을 그릴 때는 호흡을 천천히 유지한다. 다리를 내릴 때는 숨을 내쉰다.

▍**주의** 바닥에서 들어올린 한쪽 다리를 뺀 나머지 몸 전체, 특히 골반은 동작을 수행하는 내내 바닥에 잘 고정시켜야 한다.

▍**효과적인 자세** 들어올린 다리의 발목을 구부린 상태로 두면 햄스트링 근육을 제대로 신장시킬 수 있다.

▍**운동법**

➡ **시작 자세** 등을 대고 누워서 다리를 펴고 양팔을 몸 옆에 붙인다.

① 숨을 들이쉬면서 오른쪽 무릎을 접어 상체 방향으로 들어올린다.

② 숨을 내쉬면서 발목을 구부리고 다리를 자신이 할 수 있는 최대한 하늘로 뻗는다.

③ 호흡을 천천히 하면서 시계 방향으로 원을 그린 다음 중앙으로 돌아온다.

④ 자세를 15초간 유지한 다음 반대 방향으로 원을 그린다. 동작할 때 몸과 골반을 잘 고정시켜서 움직이지 않도록 하자.

⑤ 숨을 내쉬면서 시작 자세로 돌아온 다음 다리를 바꿔서 실시한다. 양쪽 다리를 번갈아 총 2회 실시한다.

회전이란?

동작할 때 들어올린 다리는 대퇴골의 관절만 움직이고 골반은 완전히 고정되어 있어야 한다. 즉 발이나 무릎이 밖으로 나가지 않도록 주의해야 한다. 이렇게 하면 주로 소둔근을 동원하게 된다. 다리가 수행하는 이 같은 원 그리기 동작을 '회전(선회)'이라 부른다.

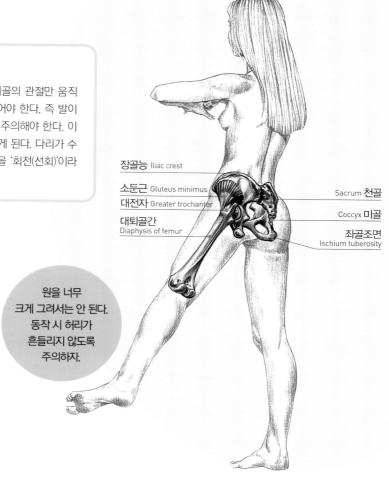

장골능 Iliac crest
소둔근 Gluteus minimus
대전자 Greater trochanter
대퇴골간 Diaphysis of femur

Sacrum 천골
Coccyx 미골
좌골조면 Ischium tuberosity

원을 너무 크게 그려서는 안 된다. 동작 시 허리가 흔들리지 않도록 주의하자.

시작 자세 ➡

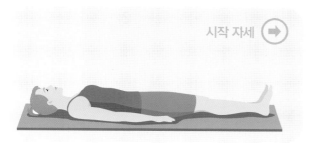

①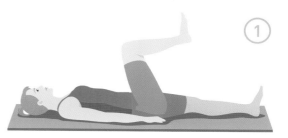

②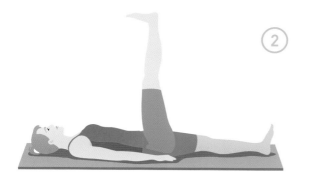

③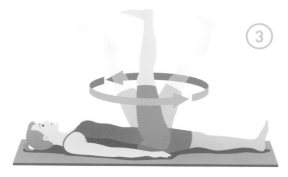

9 양쪽 다리 뻗기

이 동작은 다리를 신장시키고, 등 근육을 강화한다.

▍**반복**　10초간 자세를 유지한다. 동작을 4회 반복한다.

▍**어드바이스**　복근을 수축하면 균형이 잡히고 자세를 안정시킬 수 있다.

▍**호흡**　시작 자세에서 숨을 들이쉬고, 근육에 힘을 줄 때(다리를 들어 뻗을 때) 숨을 내쉰다. 정지 상태
　　　에서는 호흡을 고르게 유지한 다음 다시 시작 자세로 돌아오면서 숨을 내쉰다.

▍**주의**　동작을 수행하는 내내 상체 윗부분만 바닥에서 떨어뜨리도록 한다. 등 아랫부분은 바닥에 딱
　　　붙어 있어야 한다.

▍**효과적인 자세**　호흡과 복근의 수축에 집중해보자. 머리가 척추의 연장선상에 놓이도록 시선은 자
　　　　　　　　신의 앞을 바라본다.

▍**운동법**

➡ **시작 자세**　등을 대고 누운 다음 상체를 약간 들고 무릎을 상체 방향으로 가져온다. 양손은 발목 약간
　　　　　　위를 잡는다. 숨을 들이쉰다.

① 숨을 내쉬면서 양쪽 다리를 45도 정도로 뻗는다. 이때 양팔은 바닥과 평행하게 뻗는다.

② 호흡을 고르게 하면서 자세를 10초간 유지한다.

③ 숨을 내쉬면서 무릎을 다시 상체 방향으로 가져온 다음 동작을 4회 실시한다.

★ **응용 동작 [고급]**　다리를 뻗을 때 양팔을 머리 위로 들어보자. 다리를 밑으로 내릴수록 동작이
　　　　　　　　　더욱 어려워진다. 동작할 때 등이 움푹 들어가지 않도록 주의한다.

시작 자세 ➡

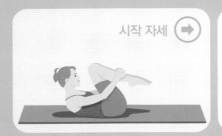

①

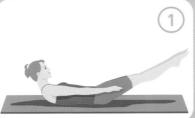

응용 동작 ★

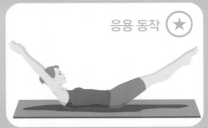

10 아이 자세

이 동작은 등 아랫부분을 신장시켜 유연하게 만든다.

▌**반복**　몸이 완전히 이완되도록 몇 분간 자세를 유지한다.

▌**어드바이스**　긴장을 완전히 풀 수 있도록 몸을 아주 천천히 신장시키자.

▌**호흡**　숨을 깊게 들이쉰 다음 상체를 내리면서 숨을 천천히 내쉰다. 정지 상태에서는 긴장을 완전
히 풀고 천천히 호흡한다.

▌**주의**　동작할 때 어깨를 들지 않는다. 어깨는 밑으로 내린 채로 팔을 앞으로 멀리 뻗어보자. 또한
엉덩이가 발뒤꿈치에서 떨어지지 않도록 주의한다.

▌**효과적인 자세**　머리가 등의 연장선상에 놓이도록 한다. 꼬리뼈 끝에서 정수리까지 신장이 일어나
도록 해보자.

▌**운동법**

（➡）**시작 자세**　발뒤꿈치에 엉덩이를 대고 앉아서 상체와 머리를 똑바로 세운다. 숨을 들이쉰다.

① 상체가 허벅지에 닿도록 몸을 앞으로 숙이면서 천천히 숨을 내쉰다.

② 양손을 펴고 양팔을 머리 앞으로 가능한 한 멀리 뻗는다.
이때 어깨가 들리지 않게 주의하고, 엉덩이가 발뒤꿈치에서 떨어지지 않도록 하자.

③ 천천히 호흡하며 자세를 몇 분간 유지한다.　　④ 척추를 점차 세우며 시작 자세로 돌아온다.

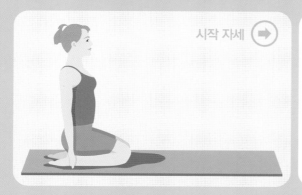

시작 자세 ➡

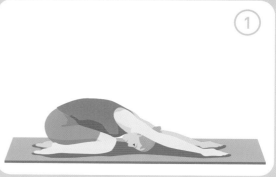

①

11 백조 자세

이 동작은 등의 신근, 목, 복근, 둔근을 강화한다.

▌**반복** 20초간 자세를 유지한다. 동작을 4회 반복한다.

▌**어드바이스** 하체의 힘이 풀리지 않도록 둔근과 복근을 수축하자.

▌**호흡** 시작 자세에서 숨을 들이쉬고, 상체를 들며 숨을 내쉰다. 정지 상태에서는 호흡을 고르게 유지하자. 시작 자세로 돌아올 때는 숨을 내쉰다.

▌**주의** 목의 자세를 주의하자. 목을 뒤로 꺾지 말고 턱을 집어넣지도 않는다. 목이 척추와 나란히 있어야 목 근육이 자극되지 않고 긴장이 일어나지 않는다.

▌**효과적인 자세** 골반을 뒤로 기울이면 복근과 햄스트링이 정확히 개입되고 척추가 과도하게 긴장되지 않는다.

▌**운동법**

(→) **시작 자세** 이마를 바닥에 대고 엎드린다. 양쪽 팔과 팔꿈치를 접고 손바닥은 바닥에 댄다.
다리는 바깥쪽으로 돌려 허벅지 안쪽이 바닥에 닿게 한다. 숨을 들이쉰다.

(1) 숨을 내쉬면서 복근과 둔근을 수축하고, 양손을 짚어 상체 윗부분을 천천히 들어올린다.
배꼽이 바닥에서 떨어질 정도까지 상체를 들어올리자.

(2) 호흡을 고르게 하며 자세를 20초간 유지한다. 이때 다리와 발이 바닥에서 떨어지지 않도록 주의한다.

(3) 숨을 내쉬면서 시작 자세로 돌아오고, 동작을 총 4회 반복한다.

(★) **응용 동작 [중급]** 팔꿈치를 쭉 펴서 허리까지 들어올리고, 복근과 둔근을 수축해보자.

(★) **응용 동작 [고급]** 다리를 바닥에 붙이고 양팔을 몸 옆에 붙인 채로 머리와 상체를 들어보자.

백조 자세

요제프 필라테스는 여러 가지 자세를 고안하기 위해 동물들의 여유롭고 우아한 모습에서 영감을 얻었다고 한다. 동물의 이름을 딴 자세들은 이 같은 자연의 모습에서 유래한다.

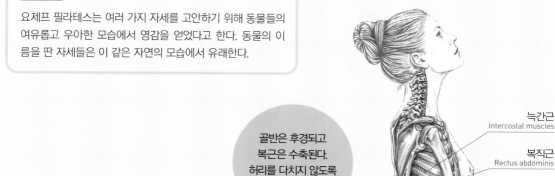

골반은 후경되고
복근은 수축된다.
허리를 다치지 않도록
주의하여 동작하자.

늑간근
Intercostal muscles

복직근
Rectus abdominis

외복사근
External oblique

천골 Sacrum

시작 자세 ➡

①

응용 동작 ⭐

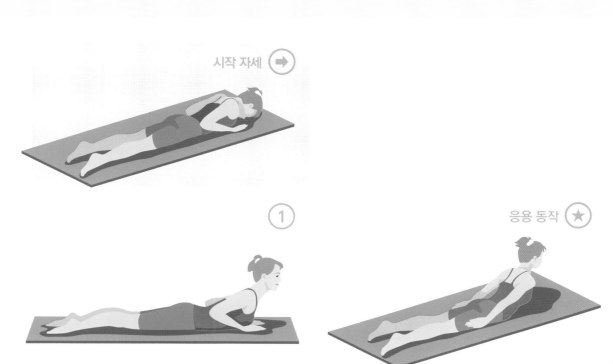

12 플랭크 롤다운

이 동작은 팔, 다리, 복근 등 자세를 유지하는 근육을 강화한다.

▌반복   10~30초 동안 자세를 유지한다. 동작을 4회 반복한다.

▌어드바이스   복근과 둔근을 수축하면서 몸 전체를 집어넣는 느낌으로 동작을 수행한다.

▌호흡   동작을 수행하는 내내 호흡을 고르게 유지한다.

▌주의   플랭크 자세를 유지할 때는 등을 꼿꼿이 세워야 한다. 요근에 긴장이 생기지 않으려면 등을 움푹 들어가게 해서는 안 된다.

▌효과적인 자세   요근의 과도한 신장을 피하기 위해 골반을 뒤로 기울이고 복근을 수축한다.

> 몸 집어넣기란?
>
> 정지 상태에서 등과 복부의 심층 근육을 강화하는 것을 말한다. 척추를 지탱하고 보호하기 위한 자세로서 필라테스의 중요한 요소이다.

▌운동법

⊙ **시작 자세**   제자리에 선 채 양발을 모으고 양팔을 몸 옆에 붙인다.

① 양손이 발에 닿을 때까지 천천히 몸을 숙인다.

② 호흡을 고르게 하면서 플랭크 자세가 될 때까지 양손을 점차 앞으로 보낸다.

③ 플랭크 자세를 만들고, 10~30초 동안 자세를 유지한다.

④ 호흡을 고르게 하면서 양손을 몸 쪽으로 뒷걸음질 치며 시작 자세로 돌아온다. 동작을 총 4회 반복한다.

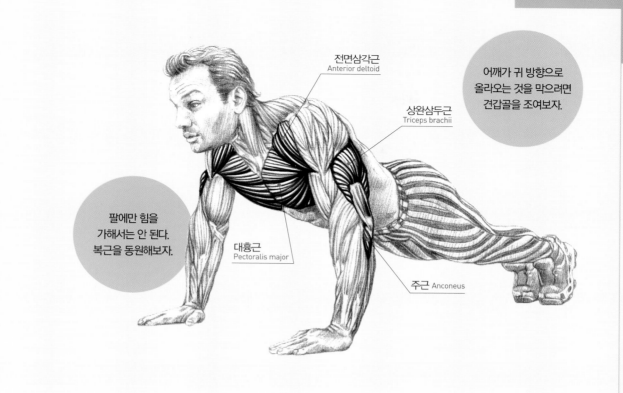

전면삼각근
Anterior deltoid

상완삼두근
Triceps brachii

어깨가 귀 방향으로
올라오는 것을 막으려면
견갑골을 조여보자.

팔에만 힘을
가해서는 안 된다.
복근을 동원해보자.

대흉근
Pectoralis major

주근 Anconeus

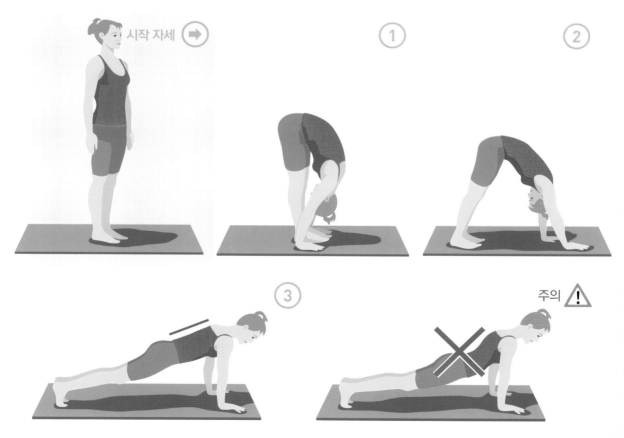

시작 자세 ➡

① ②

③ 주의 ⚠

13 근육 공조하기

이 동작은 복부 심층 근육을 강화하고 근육의 공조를 향상시킨다.

▌반복 동작을 4회 반복한다.

▌어드바이스 동작을 수행하는 내내 손의 위치에 주의하자. 다리를 바꿀 때마다 복근을 수축하면 자세를 안정시킬 수 있다.

▌호흡 다리를 두 번 교대할 때 심호흡을 하는 것이 중요하다.

▌주의 다리를 바꿀 때 몸이 기울지 않도록 잘 지탱시켜야 한다.

▌효과적인 자세 동작을 활력 있게 수행해보자. 다리는 최대한 쭉 뻗어 강하게 신장시킨다.

▌운동법

(➡) 시작 자세 등을 대고 누워서 팔과 다리의 긴장을 풀고 바닥에 놓는다.

1. 숨을 들이쉬면서 오른쪽 무릎을 상체 방향으로 가져온다. 이때 왼쪽 다리는 펴고 바닥과 약 45도가 되도록 들어올린다.
2. 숨을 내쉬면서 상체를 들고 오른손은 오른쪽 발목에, 왼손은 오른쪽 무릎 안쪽에 댄다.
3. 복근을 수축한 다음, 심호흡하며 다리와 손의 위치를 두 번 바꾼다.
4. 동작을 4회 반복한다.

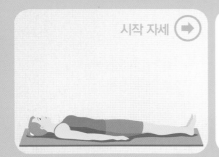

시작 자세 (➡)

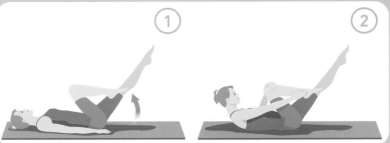

① ②

14 허벅지 뒷부분 강화하기

이 동작은 허벅지와 복근을 강화하고, 허벅지와 다리를 신장시키는 데 도움을 준다.

▌반복 5초간 자세를 유지한다. 동작을 4회 반복한다.

▌어드바이스 동작을 수행하는 내내 복근과 둔근을 수축하고 상체는 똑바로 세운다.

▌호흡 동작할 때 복식 호흡보다 흉곽 호흡을 실시하여 복근을 최대한 수축된 상태를 유지하자.

▌주의 동작 시 등을 움푹 들어가게 해서는 안 된다. 이를 위해 골반을 앞으로 기울이자.

▌효과적인 자세 복근, 허벅지 윗부분, 둔근만 수축한다. 몸의 다른 부위, 특히 목덜미는 최대한 긴장을 풀어야 한다.

▌운동법

➡️ **시작 자세** 무릎을 꿇고 앉아 상체를 세우고 양팔을 몸 옆에 붙인다. 양쪽 무릎은 골반 너비로 벌린다.

① 숨을 들이쉰 다음 복근과 둔근을 수축한다.

② 숨을 내쉬면서 몸을 뒤로 기울인다. 이때 상체는 똑바로 세우고 허벅지 앞부분을 최대한 신장시킨다.

③ 호흡을 고르게 하며 자세를 5초간 유지한다.

④ 다시 숨을 내쉬며 시작 자세로 돌아온 다음 동작을 총 4회 실시한다. 동작하는 내내 복근을 최대한 수축시키자.

⭐ **응용 동작 [고급]** 몸을 더 뒤로 기울이고, 더 오랫동안 자세를 유지해보자.

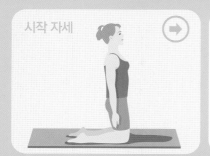
시작 자세

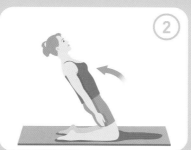
②

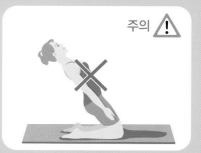
주의 ⚠️

15 발 근육 강화하기

스쿼트 자세인 이 동작은 허벅지 근육을 강화하면서 종아리와 발의 근육과 힘줄을 신장시켜 준다.

▌ 반복   10초간 자세를 유지한다. 동작을 5회 반복한다.

▌ 어드바이스   동작을 수행하는 내내 상체를 똑바로 세운 채 복근을 수축하고 발가락을 들어준다.

▌ 호흡   동작을 수행하는 내내 호흡을 고르게 유지한다.

▌ 주의   발가락을 든 상태를 유지하려면 몸무게가 발 앞쪽에 실려서는 안 된다. 몸의 중심을 뒤쪽으로 살짝 기울여보자.

▌ 효과적인 자세   양팔을 앞으로 펴면 몸의 균형을 잡을 수 있다. 어깨는 긴장을 풀고 밑으로 내려보자.

▌ 운동법

➡ **시작 자세**   제자리에 선 채로 상체를 세우고 양쪽 다리는 서로 모은다. 양팔은 나란히 앞으로 펴서 가슴 높이까지 들고 손바닥은 바닥을 향하게 한다.

① 복근을 수축한 다음 다리를 구부린다.
   이때 발목을 구부리고 발가락은 바닥에 닿지 않도록 세워야 한다.

② 상체를 가능한 한 똑바로 세우고, 호흡을 고르게 하며 자세를 10초간 유지한다.

③ 천천히 시작 자세로 돌아온 다음 동작을 총 5회 반복한다.

★ 응용 동작 [고급]   자세를 20~30초간 유지해보자.

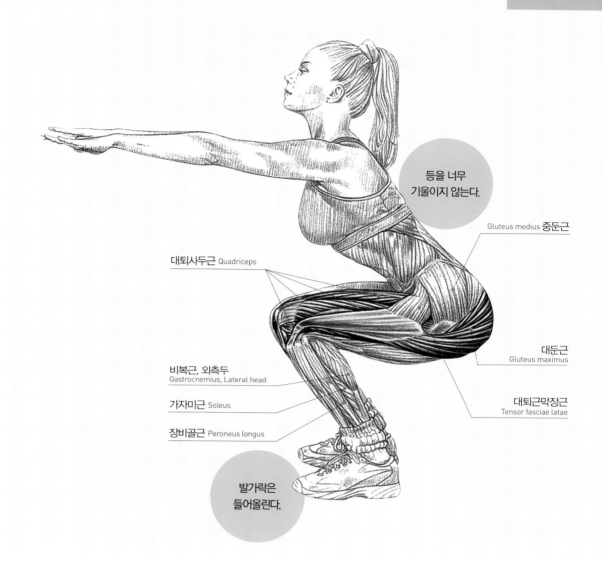

등을 너무
기울이지 않는다.

Gluteus medius 중둔근

대퇴사두근 Quadriceps

대둔근
Gluteus maximus

비복근, 외측두
Gastrocnemius, Lateral head

가자미근 Soleus

장비골근 Peroneus longus

대퇴근막장근
Tensor fasciae latae

발가락은
들어올린다.

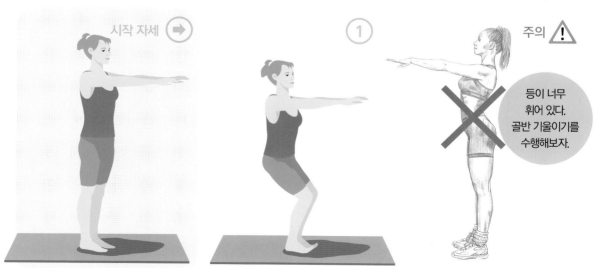

시작 자세 ➡

①

주의 ⚠

등이 너무
휘어 있다.
골반 기울이기를
수행해보자.

16 한쪽 다리로 균형 잡기

이 동작은 균형감을 향상시키고 다리를 신장시키며, 발과 발목의 근육을 강화한다.

▎**반복**   자세를 다리 당 10초간 유지한다. 동작을 2회 반복한다.

▎**어드바이스**   마치 실이 자신의 정수리를 위로 잡아당기는 것처럼, 상체를 똑바로 세우고 척추를 잘 신장시키자.

▎**호흡**   무릎을 구부리며 숨을 들이쉬고, 펴면서 숨을 내쉰다. 정지 상태에서는 호흡을 깊고 조용하게 유지하며 균형을 잡도록 하자.

▎**주의**   무릎을 구부릴 때 바닥을 딛고 있는 다리가 불안정하다면 다리 펴는 동작을 수행할 필요는 없다. 목표는 균형을 잡는 것이다. 처음에는 자세를 가능한 한 오랫동안 유지하면서 균형을 잡은 다음 다리를 펴보자. 연습을 하다보면 구부린 자세에서 펴는 자세로 자연스럽게 넘어갈 수 있을 것이다.

▎**효과적인 자세**   균형을 잡는 것은 집중의 문제이다. 호흡을 고르게 유지하면서 시선을 수평선상의 한 지점에 고정하고 자세에 집중해보자. 줄타기를 할 때처럼 가끔씩 양팔을 옆으로 뻗으면 균형을 잡는 데 도움이 된다.

▎**운동법**

(→) **시작 자세**   제자리에 선 채로 상체를 세우고 양쪽 다리를 나란히 모은 다음 양손을 허리에 둔다.

① 숨을 들이쉬면서 오른쪽 무릎을 허리 높이까지 들어올린다.

② 숨을 내쉬면서 발목을 구부리고 다리를 앞으로 뻗는다.

③ 호흡을 고르게 하면서 10초간 자세를 유지한 다음 시작 자세로 돌아온다.

④ 왼쪽 다리로도 똑같이 동작을 실시한다.

⑤ 그다음 다시 오른쪽 다리로 동작을 실시하는데, 이번에는 다리를 뒤로 뻗으며 동작을 실시한다. 왼쪽 다리도 똑같이 하고, 동작을 총 2회 실시한다.

(★) **응용 동작 [고급]**   상체를 똑바로 세우고 다리를 옆으로 뻗으면서 동작을 수행해보자.

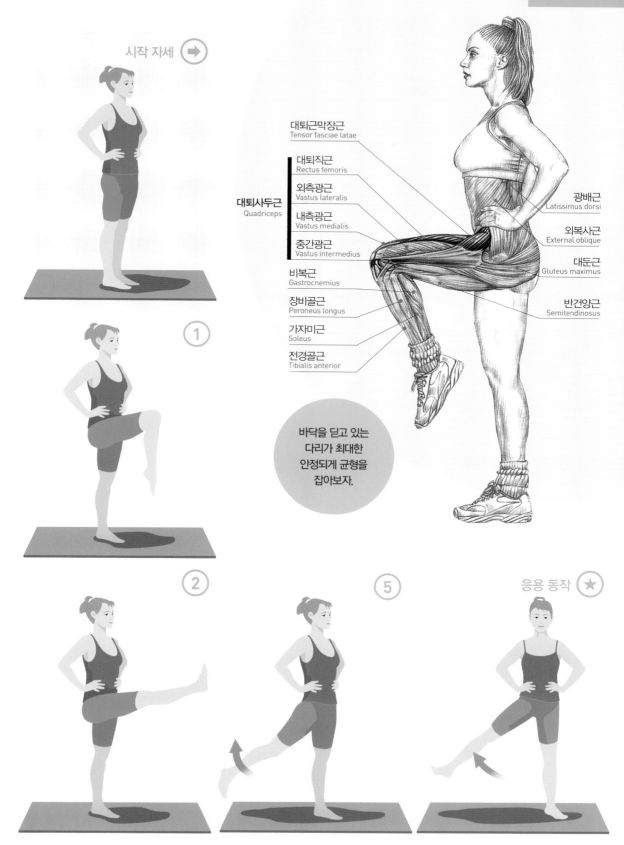

시작 자세 ➡

①

대퇴근막장근
Tensor fasciae latae

대퇴직근
Rectus femoris

외측광근
Vastus lateralis

대퇴사두근
Quadriceps

내측광근
Vastus medialis

중간광근
Vastus intermedius

비복근
Gastrocnemius

장비골근
Peroneus longus

가자미근
Soleus

전경골근
Tibialis anterior

광배근
Latissimus dorsi

외복사근
External oblique

대둔근
Gluteus maximus

반건양근
Semitendinosus

바닥을 딛고 있는
다리가 최대한
안정되게 균형을
잡아보자.

②

⑤

응용 동작 ★

81

17 척추 둥글게 말기

이 동작은 등과 다리의 유연성을 향상시킨다.

| 반복   10초간 자세를 유지한다. 동작을 3회 반복한다.

| 어드바이스   동작을 아주 천천히 수행하면서 척추뼈 하나하나가 감기고 펼쳐지는 것을 느껴보자. 다리도 점차 신장되는 것을 느낄 수 있을 것이다.

| 호흡   시작 자세에서 숨을 크게 들이쉬고, 몸을 내리면서 숨을 점차적으로 내쉰다. 정지 상태에서는 천천히 호흡하고 몸을 들면서 다시 숨을 들이쉰다. 동작을 마무리할 때는 입으로 숨을 내쉰다.

| 주의   신장을 너무 강하게 해서는 안 된다. 손이 발에 닿지 않아도 문제될 것은 없다. 팔을 손가락 끝까지 뻗으면서 척추가 전체적으로 신장되는 것을 느껴보자. 꾸준히 하면 등을 점차적으로 신장시키고 유연성을 개선하는 데 도움이 되므로 천천히 호흡하며 동작을 실시하자.

| 효과적인 자세   동작은 머리를 마는 것으로 시작해서 펴는 것으로 마무리한다.

| 운동법

(→) 시작 자세   제자리에 서서 상체를 세우고 양쪽 다리를 나란히 모은 다음 양팔을 몸 옆에 붙인다. 숨을 들이쉰다.

1. 숨을 내쉬면서 머리부터 시작하여 상체를 숙이고, 천천히 바닥을 향해 내린다.
2. 손이 발에 닿을 때까지 등의 척추뼈 하나하나를 둥글게 말아준다.
3. 팔을 최대한으로 내린 채 호흡을 고르게 하며 자세를 10초간 유지한다.
4. 숨을 들이쉬면서 시작 자세로 돌아올 때까지 몸을 천천히 들어올린다.
   다 올라오면 숨을 내쉬고, 동작을 총 3회 반복한다.

(★) 응용 동작 [고급]   손바닥을 발 옆에 대고 팔꿈치를 접으면 등, 허벅지 뒷부분, 발목 뒤쪽을 좀 더 강하게 신장시킬 수 있다.

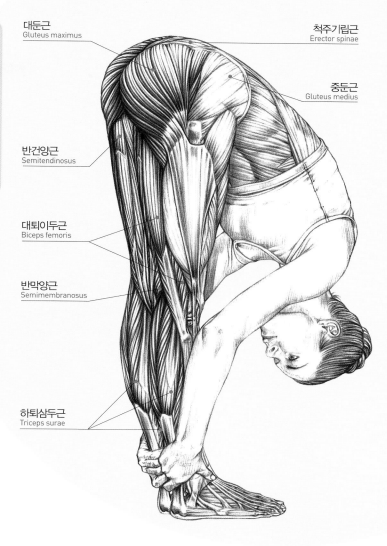

대둔근
Gluteus maximus

척주기립근
Erector spinae

중둔근
Gluteus medius

반건양근
Semitendinosus

대퇴이두근
Biceps femoris

반막양근
Semimembranosus

하퇴삼두근
Triceps surae

시작 자세 ➡

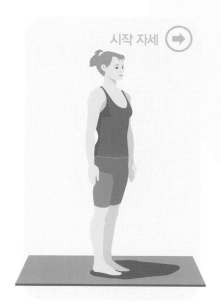

① ② 응용 동작 ★

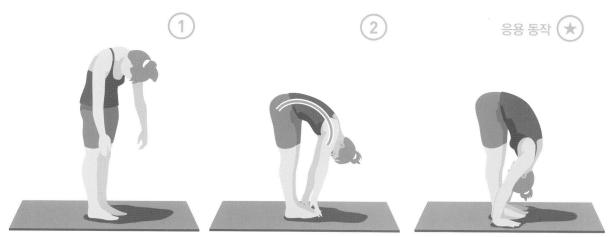

18 다리 차기

이 동작은 코어 근육을 강화하고 다리를 탄력 있게 만들며, 근육의 유연성을 향상시킨다.

반복 다리를 10회 찬 다음 바닥에 놓고 휴식을 취한다. 동작을 4회 반복한다.

어드바이스 양쪽 다리를 공중에 두고 안정적으로 자세를 취하려면 동작을 수행하는 내내 복근을 제대로 수축하는 것이 중요하다.

호흡 시작 자세에서 숨을 들이쉬고, 복부를 수축하고 다리를 들어올리면서 숨을 내쉰다. 동작을 수행하는 동안 규칙적으로 호흡하자. 매번 다리를 차는 순간에 들숨과 날숨의 타이밍을 맞추면 규칙적인 속도를 유지하는 데 도움이 된다.

주의 몸을 최대한 길게 늘여주자. 실 하나가 정수리를 위쪽으로 당기고, 다른 실 하나가 발끝을 반대 방향으로 당긴다고 상상하며 척추가 완전히 신장되는 것을 느껴보자.

효과적인 자세 다리와 발끝을 쭉 뻗으면 강하게 신장시킬 수 있다.

운동법

➡️ **시작 자세** 배를 대고 엎드려서 손바닥을 이마 밑에 있는 바닥에 댄다. 다리는 바깥쪽으로 돌려놓고 허벅지 양쪽은 서로 달라붙게 한다. 숨을 들이쉰다.

① 숨을 내쉬면서 복근을 최대한 수축한다.

② 이어서 허벅지와 엉덩이 근육을 조인 다음 양쪽 다리를 바닥에서 들어올린다.

③ 양쪽 다리를 규칙적인 속도로 총 10회 찬다. 이때 들숨과 날숨의 타이밍에 맞춰 다리를 내리고 올려주자(날숨에 다리를 올리고, 들숨에 다리를 내린다).

④ 시작 자세로 돌아온 다음 동작을 총 4회 반복한다.

⭐ **응용 동작 [고급]** 본인의 역량에 따라 다리를 차는 횟수와 동작 반복 횟수를 늘려보자.

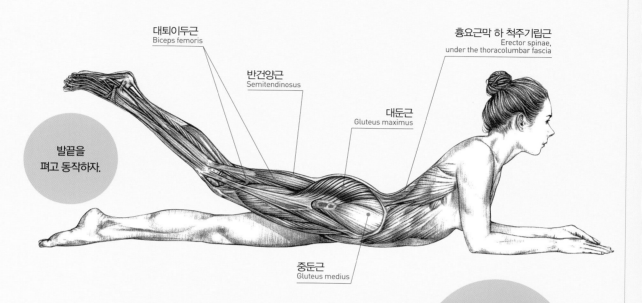

대퇴이두근
Biceps femoris

반건양근
Semitendinosus

흉요근막 하 척주기립근
Erector spinae,
under the thoracolumbar fascia

대둔근
Gluteus maximus

발끝을
펴고 동작하자.

중둔근
Gluteus medius

전완으로 바닥을 짚고
상체를 세웠을 때는 허리에
무리가 갈 수 있으므로
양쪽 다리를 동시에 들지 말고
한쪽 다리씩 운동한다.

시작 자세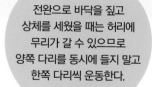

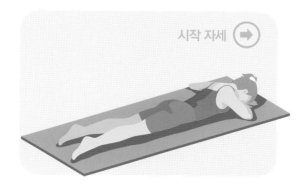

②

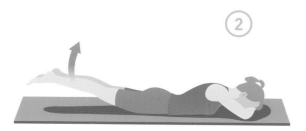

③

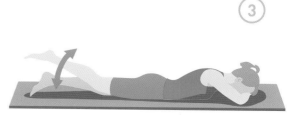

PILATES PROGRAMS

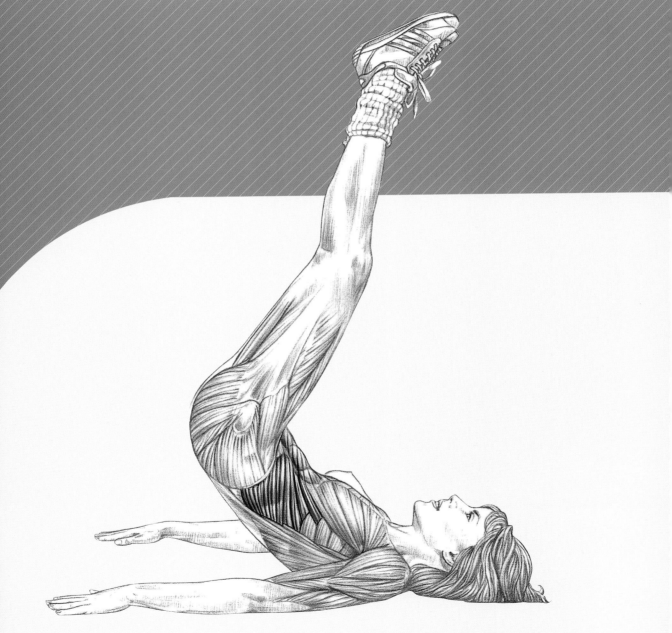

PART 04

필라테스
프로그램

중급 / 고급

1 비행기 자세

이 동작은 코어 근육과 복사근을 강화하고 균형감을 향상시킨다.

▌반복 15초간 자세를 유지한다. 동작을 양쪽 번갈아 4회씩 실시한다.

▌어드바이스 반대쪽으로 자세를 바꿀 때 균형을 잃지 않도록 동작을 천천히 수행하자.

▌호흡 시작 자세에서 숨을 크게 들이쉬고, 팔과 다리를 뻗는 순간 숨을 크게 내쉰다. 정지 상태에서는 천천히 호흡을 유지한다.

▌주의 동작할 때 팔과 다리를 동시에 들어야 한다.

▌효과적인 자세 동작을 수행하는 내내 복근을 수축하고 몸을 집어넣어야 안정성을 유지할 수 있다.

▌운동법

(➡) **시작 자세** 양손과 양쪽 무릎을 각각 어깨와 골반 너비만큼 벌리고 네 발 자세를 취한다. 양손은 어깨와, 양쪽 무릎은 허리와 직각이 되도록 한다.

(1) 숨을 크게 들이쉰 다음 복근을 최대한 수축한다.

(2) 숨을 내쉬면서 오른팔과 왼쪽 다리를 동시에 들어올린다. 이때 팔과 다리는 바닥과 평행하게 뻗어 몸이 일직선이 되도록 해야 한다.

(3) 호흡하며 자세를 15초간 유지한 다음 시작 자세로 돌아온다.

(4) 반대쪽으로도 바꿔서 동작을 실시한다. 양쪽 번갈아 4회씩 반복한다.

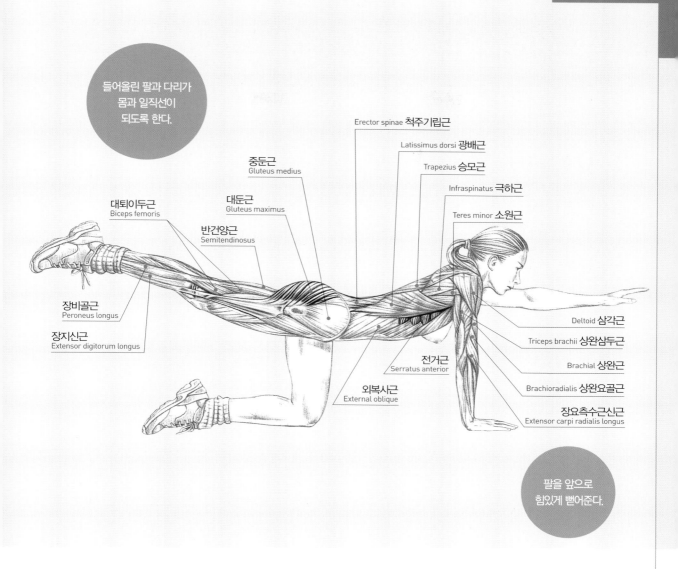

들어올린 팔과 다리가
몸과 일직선이
되도록 한다.

Erector spinae 척주기립근

Latissimus dorsi 광배근

Trapezius 승모근

Infraspinatus 극하근

Teres minor 소원근

중둔근
Gluteus medius

대둔근
Gluteus maximus

대퇴이두근
Biceps femoris

반건양근
Semitendinosus

장비골근
Peroneus longus

장지신근
Extensor digitorum longus

전거근
Serratus anterior

외복사근
External oblique

Deltoid 삼각근

Triceps brachii 상완삼두근

Brachial 상완근

Brachioradialis 상완요골근

장요측수근신근
Extensor carpi radialis longus

팔을 앞으로
힘있게 뻗어준다.

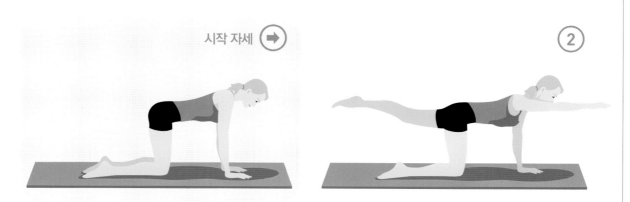

시작 자세 ➡

②

2 리버스 플랭크

이 동작은 복근, 팔, 다리를 강화하고 균형감을 향상시킨다.

| 반복   동작을 양쪽 번갈아 4회 반복한다.

| 어드바이스   목덜미가 척추의 연장선상에 놓이도록 등을 똑바로 편다. 정지 상태에서 몸이 일직선
이 되어야 한다.

| 호흡   시작 자세에서 숨을 들이쉬고, 골반을 들며 숨을 내쉰다. 이 상태에서 다시 숨을 들이쉰 다음
다리를 들면서 숨을 내쉰다. 다시 다리를 내리며 숨을 들이쉬고, 반대쪽 다리를 들며 숨을 내
쉰다. 시작 자세로 돌아올 때는 조용히 숨을 내쉰다.

| 주의   다리를 들어올릴 때 골반과 몸이 움직이지 않도록 잘 고정시켜야 한다.

| 효과적인 자세   흉곽을 부풀리지 않고 복식 호흡을 하면 몸을 고정시키는 데 도움이 된다.

| 운동법

➡ **시작 자세**   앉아서 다리를 모아 앞으로 뻗는다. 양손은 골반에서 약 30cm 뒤에 놓고 손가락은 골반 쪽을
향하게 한다. 숨을 들이쉰다.

① 숨을 내쉬면서 복근과 둔근을 수축한 다음 양손을 밀어 골반을 들어올린다.

② 다시 숨을 들이쉬었다가 내쉬면서 오른쪽 다리를 90도로 들어올린다. 이때 골반을 움직이지 않도록 주의하자.

③ 숨을 내쉬며 오른쪽 다리를 내린 다음 왼쪽 다리로 똑같이 실시한다. 동작을 양쪽 번갈아 총 4회 실시한다.

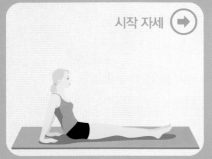

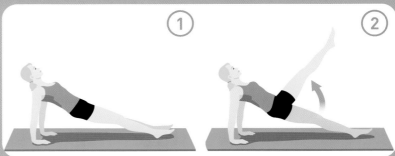

3 몸 둥글게 말기

이 동작은 복근을 탄력 있게 하고 척추를 유연하게 만든다.

┃ **반복** 동작을 4회 반복한다.

┃ **어드바이스** 몸의 상승과 하강은 느리고 규칙적인 속도로 수행한다.

┃ **호흡** 동작의 각 단계에서 조용히 숨을 들이쉬고 내쉰다.

┃ **주의** 다리가 바닥에서 들리지 않도록 한다.

┃ **효과적인 자세** 동작을 수행하는 내내 복부 심층 근육을 꽉 조여보자.

┃ **운동법**

(➡) **시작 자세** 등을 대고 누워서 양쪽 다리를 나란히 뻗는다. 양팔은 몸 옆에 붙인다.

① 양손을 앞으로 하고 상체를 약간 들어올린다.

② 마치 실이 자신의 정수리를 잡아당기는 것처럼, 목덜미와 머리를 신장시킨다.

③ 앉은 자세가 될 때까지 척추뼈 하나하나를 둥글게 말아준다.

④ 다시 허리가 바닥에 닿을 때까지 천천히 몸을 펼쳐준다.

⑤ 시작 자세로 돌아오고, 동작을 총 4회 반복한다.

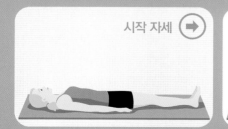

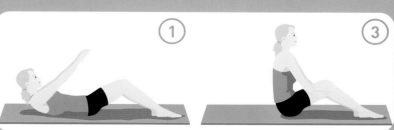

4 물개 자세

이 동작은 골반 안정 근육과 코어 근육을 강화하고 균형감을 향상시킨다.

▌반복 동작을 4회 반복한다.

▌어드바이스 앞뒤로 구를 때 규칙적인 속도를 유지할 수 있도록 몸의 균형을 잘 잡고 컨트롤하자.

▌호흡 뒤로 몸을 굴릴 때 숨을 들이쉬고, 앞으로 돌아올 때 숨을 내쉰다.

▌주의 몸을 흔드는 내내 등을 둥글게 만들어주자. 등과 그 연장선상에 있는 머리가 C자 모양이 되도록 해야 한다. 또한 동작할 때 뒤로 너무 많이 구르지 않도록 주의하자. 특히 목덜미는 절대 바닥에 닿지 않도록 한다.

▌효과적인 자세 동작을 수행하는 내내 복근과 둔근을 수축해보자.

▌운동법

(➡) **시작 자세** 꼬리뼈 뒤쪽으로 앉아서 발목을 바닥에서 든다. 양쪽 발바닥은 마주보도록 붙이고 양손 사이에 둔다. 몸의 균형을 잘 잡도록 하자.

(1) 복근을 수축한 다음 양발을 서로 4회 부딪힌다.

(2) 숨을 들이쉬면서 허리까지 들리도록 등 뒤로 구른 다음 양발을 다시 4회 부딪힌다.

(3) 숨을 내쉬면서 시작 자세로 돌아와서 양발을 다시 4회 부딪힌다. 동작을 총 4회 반복한다.

(★) **응용 동작 [초급]** 초보자는 복근을 수축하며 등 뒤로 구른 다음 양발을 부딪히지 말고, 그대로 돌아오도록 하자.

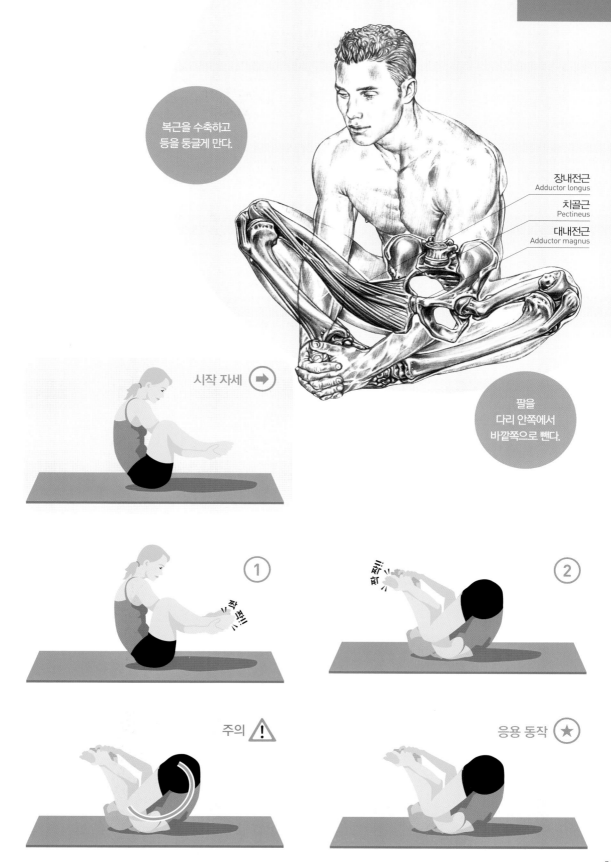

복근을 수축하고
등을 둥글게 만다.

장내전근
Adductor longus

치골근
Pectineus

대내전근
Adductor magnus

시작 자세 ➡

팔을
다리 안쪽에서
바깥쪽으로 뺀다.

짝 짝!!
①

짝 짝!!
②

주의 ⚠

응용 동작 ★

5 복사근 강화하기

'크리스 크로스'라고도 부르는 이 동작은 복사근을 강화하고 허리를 매끄럽고 탄력 있게 만들며, 등을 유연하게 해준다.

▌**반복**   동작을 번갈아 10회씩 실시한다.

▌**어드바이스**   복사근 비틀기를 제대로 수행하려면 견갑골을 바닥에서 떼고 복근을 수축하자.

▌**호흡**   시작 자세에서 숨을 크게 들이쉬고, 상체를 바닥에서 떼고 숨을 내쉬면서 몸을 비튼다. 가운데로 돌아오며 숨을 들이쉰 다음 반대쪽으로 몸을 비틀며 숨을 내쉰다.

▌**주의**   동작을 수행하는 내내 다리와 상체 윗부분을 바닥에 내려놓지 말고 복근을 최대한 수축해야 한다.

▌**효과적인 자세**   힘차게 호흡해보자. 상체를 비틀 때 짧고 빠르게 숨을 내쉰다.

▌**운동법**

(➡) **시작 자세**   등을 대고 누워서 양손을 머리 뒤에 두고 양쪽 팔꿈치를 벌린다. 무릎은 상체와 직각이 되도록 구부리고 정강이는 바닥과 평행이 되게 한다. 숨을 들이쉰다.

① 숨을 내쉬면서 복근을 수축하며 상체를 바닥에서 떼고, 몸을 둥글게 말아준다.

② 이어서 상체를 비틀어 왼쪽 팔꿈치를 오른쪽 무릎으로 가져오고, 동시에 왼쪽 다리를 편다.

③ 숨을 들이쉬면서 가운데로 돌아온 다음 다시 숨을 내쉬면서 상체를 비틀어 오른쪽 팔꿈치를 왼쪽 무릎으로 가져오고, 오른쪽 다리를 편다. 상체를 좌우로 비틀며 각각 10회씩 실시한다.

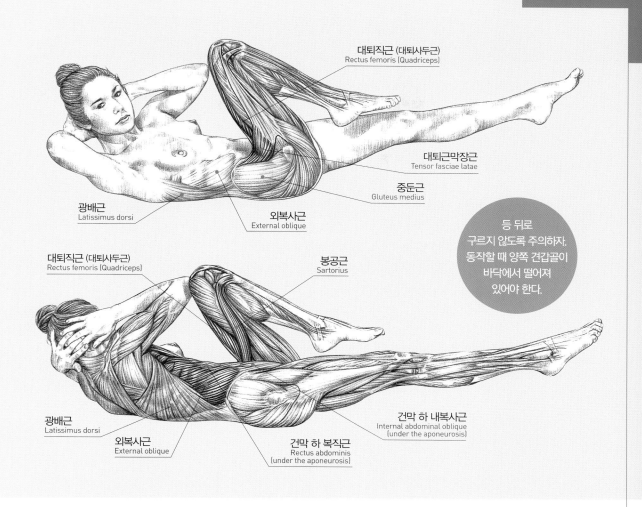

대퇴직근 (대퇴사두근)
Rectus femoris (Quadriceps)

대퇴근막장근
Tensor fasciae latae

중둔근
Gluteus medius

광배근
Latissimus dorsi

외복사근
External oblique

등 뒤로
구르지 않도록 주의하자.
동작할 때 양쪽 견갑골이
바닥에서 떨어져
있어야 한다.

대퇴직근 (대퇴사두근)
Rectus femoris (Quadriceps)

봉공근
Sartorius

광배근
Latissimus dorsi

외복사근
External oblique

건막 하 복직근
Rectus abdominis
(under the aponeurosis)

건막 하 내복사근
Internal abdominal oblique
(under the aponeurosis)

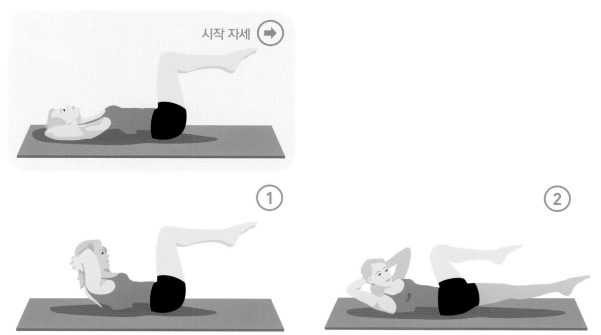

시작 자세 ➡

① ②

6 엉덩이로 균형 잡기

이 동작은 복부를 강화하고 등을 유연하게 하며, 다리를 탄력 있게 만들어준다.

▌반복 동작을 3회 반복한다.

▌어드바이스 동작을 수행하는 내내 복근을 동원하여 척추뼈 하나하나를 둥글게 말고 펼쳐주자.

▌호흡 호흡을 동작에 맞춰 실시한다. 어깨와 머리를 들어올리면서 숨을 들이쉬고, 몸을 위로 들어올리면서 숨을 내쉰다. 다시 시작 자세로 돌아오면서 숨을 들이쉬고, 시작 자세로 돌아온 다음 숨을 내쉰다.

▌주의 동작할 때 목덜미를 당겨서는 안 된다.

▌효과적인 자세 동작을 활력 있게 수행해보자. 발목을 구부리고 다리 뒷부분을 양손으로 최대한 힘껏 당기면 신장이 강하게 일어난다.

> **경추의 기능**
>
> 경추는 7개의 척추뼈로 구성되며 두개골과 나머지 척추를 연결한다. 목덜미 부위에 위치한 이 뼈들은 특히 약하기 때문에 절대 목덜미만 단독으로 동원해서는 안 된다.

▌운동법

➡ 시작 자세 등을 대고 누워서 양쪽 다리를 45도에서 90도 사이로 들고 양팔은 머리 뒤로 뻗는다.

① 숨을 들이쉬며 어깨와 머리를 바닥에서 떼고, 양팔을 발 방향으로 들어준다.

② 숨을 내쉬면서 골반 앞쪽 뼈를 기울여 척추를 둥글게 말고, 상체를 높이 들어올린다.

③ 손이 발끝에 닿을 때까지 상체와 하체를 더 위로 들어올린다. 가능하면 손으로 발목을 잡아 엉덩이로 균형을 잡는다.

④ 숨을 들이쉬면서 척추뼈 하나하나를 펼쳐 시작 자세로 돌아온 다음 숨을 내쉰다. 동작을 총 3회 반복한다.

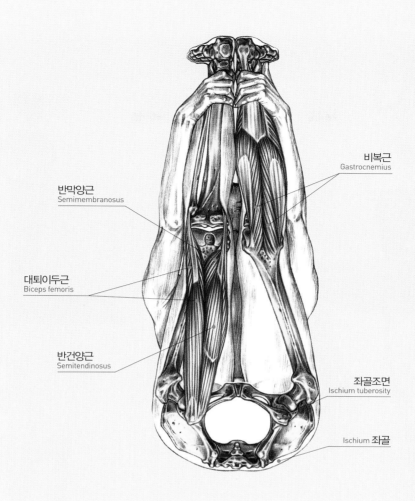

반막양근
Semimembranosus

비복근
Gastrocnemius

대퇴이두근
Biceps femoris

반건양근
Semitendinosus

좌골조면
Ischium tuberosity

Ischium 좌골

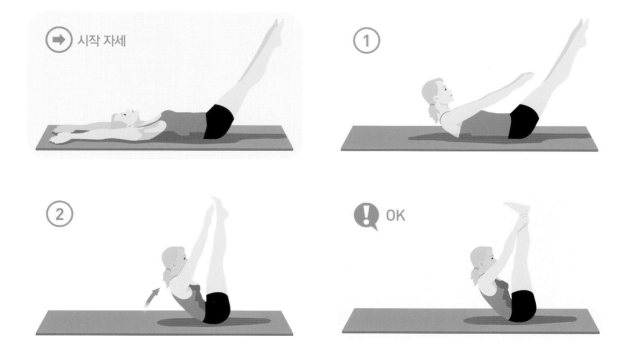

시작 자세

①

②

OK

7 허리 유연성 강화하기

이 동작은 코어 근육을 강화하고 근력을 향상시키며, 다리를 탄력 있게 만들어준다. 또한 햄스트링과 허리 굴근의 유연성도 개선한다.

▌반복 다리를 들고 정지 상태에서 자세를 10초간 유지한다. 동작을 한쪽 당 4회씩 반복한다.

▌어드바이스 허벅지 뒷부분 전체와 종아리를 잘 신장시킬 수 있도록 동작을 수행하는 내내 다리를 펴고 발목을 구부린다.

▌호흡 다리를 들며 숨을 크게 들이쉬고, 정지 상태를 유지하는 동안에는 천천히 숨을 내쉰다. 다리를 움직일 때는 동작 속도에 맞춰 호흡을 조절한다. 앞으로 움직일 때 한 번, 뒤로 움직일 때 한 번 짧고 강하게 숨을 내뱉어보자. 가운데로 돌아오면 천천히 숨을 들이쉬고, 다리를 내리며 정상적으로 숨을 내쉰다.

▌주의 다리를 움직일 때 허리가 앞뒤로 움직여서는 안 된다.

▌효과적인 자세 균형을 잡기 위해 복근, 둔근, 몸통 안정 근육을 최대한 수축해보자.

▌운동법

(➡) 시작 자세 옆으로 누워서 양쪽 다리를 뻗어 포개 놓는다. 왼팔은 접어서 머리를 받치고 오른손은 가슴 부위에 있는 바닥을 짚는다.

(1) 숨을 크게 들이쉬면서 오른쪽 다리를 뻗고 발목을 구부린 다음 허리 높이로 들어올린다.

(2) 자세를 10초간 유지하며 천천히 숨을 내쉰다.

(3) 그다음 숨을 들이쉬었다가 내쉬면서 오른쪽 다리를 앞으로 두 번 움직인다. 호흡은 다리를 내미는 타이밍에 내쉬고, 돌아가는 타이밍에 들이쉰다. 동작에 맞춰 짧고 강하게 호흡하자.

(4) 방향을 바꾸어 오른쪽 다리를 뒤로 두 번 움직인다. 호흡은 ③번과 동일하게 한다.

(5) 동작을 4회 반복한 다음 다리를 허리 높이로 가져오고, 서서히 내려놓는다. 반대쪽도 똑같이 실시한다.

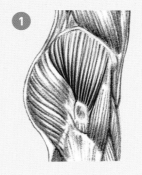

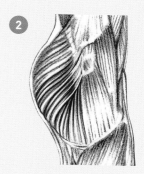

다리를 들 때 동원되는 부위

① 다리를 수직으로 들면 주로 중둔근이 동원된다.

② 다리를 뒤로 들면 대둔근이 동원된다.

③ 다리를 앞으로 들면 대퇴근막장근이 주로 동원된다.

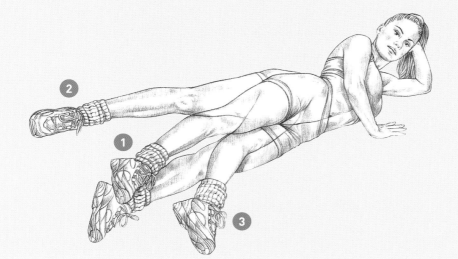

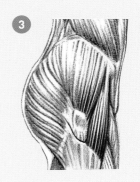

시작 자세 ➡

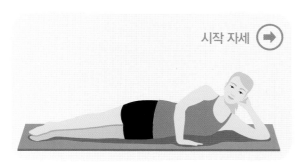

①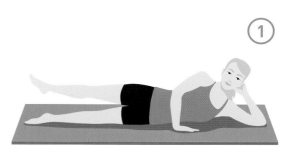

③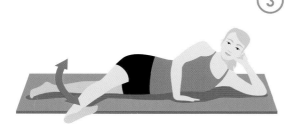

④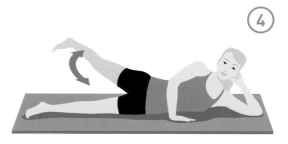

8 다리 들기

이 동작은 허리를 강화하고 유연하게 하며, 둔근과 허벅지 바깥 근육을 탄력 있게 만들어준다. 여성에게는 엉덩이 아랫부분의 지방을 빼는 데 도움이 된다.

▌**반복** 동작을 한쪽 당 20회씩 반복한다.

▌**어드바이스** 동작을 수행하는 내내 다리를 펴고 발목은 구부린다.

▌**호흡** 다리를 들 때 숨을 내쉬고, 내릴 때 숨을 들이쉰다.

▌**주의** 동작할 때 허리가 앞뒤로 움직여서는 안 된다.

▌**효과적인 자세** 복근과 둔근을 수축하고 골반을 집어넣으면 균형을 잡는 데 도움이 된다. 중둔근을 최대한 동원하기 위해 발끝을 구부리자.

▌**운동법**

➡ **시작 자세** 왼쪽 옆으로 누워서 양쪽 다리를 뻗어 포개놓는다. 왼손으로 머리를 받치고 오른손은 가슴 앞에 있는 바닥을 짚는다. 숨을 들이쉰다.

① 숨을 내쉬면서 위에 놓인 다리를 뻗어 바닥과 평행이 되도록 들어올린다. 발끝은 구부리고 약간 아래쪽을 향하게 한다.

② 숨을 들이쉬면서 다리를 편 상태로 내린다. 단, 완전히 내려놓지는 않는다.

③ 동작을 총 20회 반복하고, 반대쪽도 똑같이 실시한다.

★ **응용 동작 [고급]** 다리를 약간 앞쪽이나 약간 뒤쪽 방향으로 놓고 동작을 반복하면 둔근의 여러 부위를 동원할 수 있다(99쪽 '다리를 들 때 동원되는 부위' 참조).

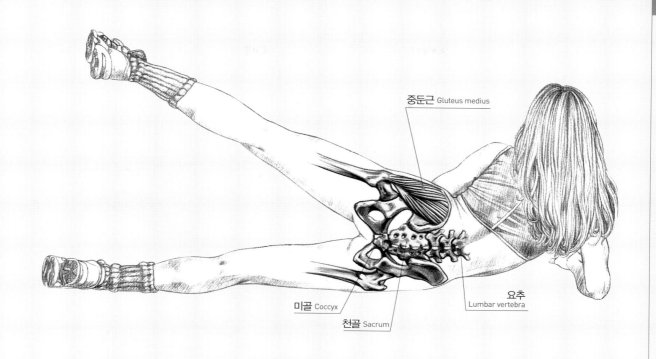

중둔근 Gluteus medius

요추 Lumbar vertebra

미골 Coccyx

천골 Sacrum

시작 자세 ➡️

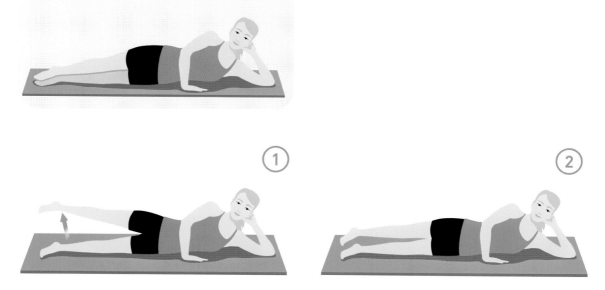

① ②

9 인어 자세

이 동작은 척추를 신장시키고 흉곽을 열어주며, 등의 긴장을 풀어준다.

┃ 반복   동작을 한쪽 당 4회씩 실시한다.

┃ 어드바이스   가슴을 펴면서 팔을 가능한 한 길게 신장시키자.

┃ 호흡   팔을 들면서 숨을 깊게 들이쉬고, 몸을 점차 옆으로 기울이면서 숨을 내쉰다. 몸을 세우면서 다시 숨을 들이쉬고, 시작 자세로 돌아온 다음에는 조용히 숨을 내쉰다.

┃ 주의   흉곽을 바깥쪽으로 움직이는 것이 아니라 상체가 다리 방향 안쪽으로 휘어지는 느낌으로 동작한다. 누군가 자신의 손끝을 잡아당긴다고 생각하며 동작을 수행하자.

┃ 효과적인 자세   어깨를 내리고 견갑골을 최대한 조이면 가슴의 가동범위와 호흡을 크게 할 수 있다.

> **상체 측면 굴근의 역할**
>
> 몸을 측면으로 기울여주는 근육은 일상생활에서 매우 중요하다. 이 근육들은 상체를 구부리는 기능 외에도 척추와 특히 요부(허리)를 지탱해주며, 통증과 장애에 취약한 이 부위를 보호하는 역할을 한다.

┃ 운동법

➡ 시작 자세   엉덩이 왼쪽으로 앉아서 무릎을 구부리고 양쪽 다리를 포개어 오른쪽으로 접는다. 오른손은 오른쪽 발목 위에 둔다.

① 숨을 들이쉬면서 왼팔을 위로 뻗는다.

② 숨을 내쉬면서 복근을 수축하고, 왼팔을 오른쪽 발목 방향으로 신장시키면서 상체를 오른쪽으로 기울인다.

③ 다시 숨을 들이쉬면서 상체를 세운다. 동작을 4회 실시하고, 반대쪽으로 앉아서 반대쪽 팔로 똑같이 실시한다.

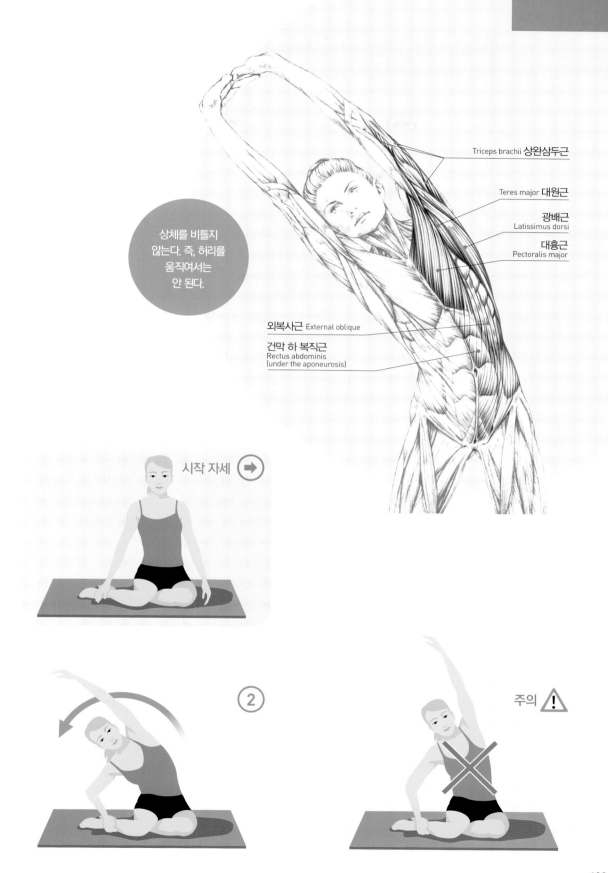

Triceps brachii 상완삼두근

Teres major 대원근

광배근
Latissimus dorsi

대흉근
Pectoralis major

상체를 비틀지
않는다. 즉, 허리를
움직여서는
안 된다.

외복사근 External oblique

건막 하 복직근
Rectus abdominis
(under the aponeurosis)

시작 자세 ➡

②

주의 ⚠

10 발차기

이 동작은 햄스트링을 탄력 있게 만들고 허리를 유연하게 해주며, 골반을 안정시켜준다.

▌**반복**   동작을 한쪽 당 5회씩 반복한다. 이를 총 5세트 실시한다.

▌**어드바이스**   동작을 수행하는 내내 골반을 바닥에 붙이고 복근을 수축하자. 어깨는 아래쪽으로 내린다.

▌**호흡**   시작 자세에서 숨을 들이쉬고, 다리 아랫부분을 들면서 숨을 내쉰다. 그다음 호흡하면서 발차기를 실시한다. 발을 엉덩이 방향으로 찰 때 숨을 내쉬고, 수직이 될 때 들이쉰다.

▌**주의**   동작할 때 허리가 과도하게 움푹 들어가지 않도록 골반을 뒤로 기울여야 한다.

▌**효과적인 자세**   전완을 바닥에 대고 누르면 아랫배가 펴지며 복근을 효과적으로 수축할 수 있다.

> **발의 굴절과 신장**
>
> 발이 굴절된 상태로(발목을 구부리고) 동작을 수행하면 주로 비복근이 동원되며, 발이 신장된 상태로(발목을 펴고) 동작을 수행하면 주로 햄스트링이 동원된다.

▌**운동법**

(➡) **시작 자세**   배를 대고 엎드려서 전완으로 몸을 받치고 팔꿈치를 90도로 구부린다. 양쪽 다리는 나란히 놓고 뻗는다. 숨을 들이쉰다.

① 숨을 내쉬면서 오른쪽 다리 아랫부분을 바닥과 수직이 되도록 들어올린다.

② 호흡하면서 오른쪽 발목을 펴고 발을 엉덩이 방향으로 짧고 힘차게 5번 차준다.
   발을 엉덩이 방향으로 찰 때 숨을 내쉬고, 수직이 될 때 들이쉰다.

③ 호흡하며 오른쪽 발목을 구부리고 5회 발차기를 수행한다.

④ ②~③을 총 5세트 실시한 다음 숨을 크게 내쉬면서 시작 자세로 돌아온다.
   왼쪽 다리도 똑같이 실시한다.

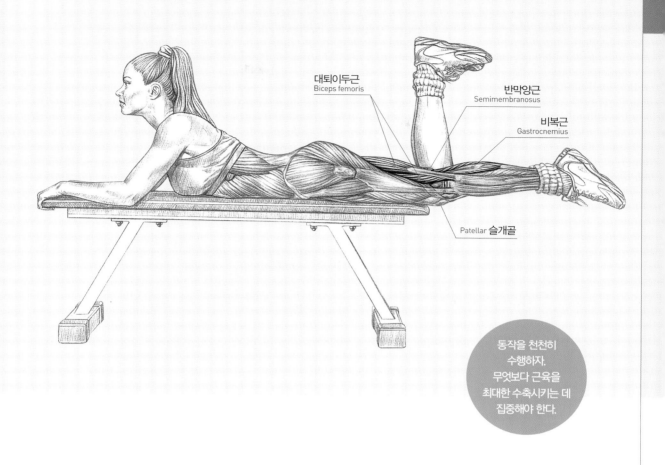

대퇴이두근
Biceps femoris

반막양근
Semimembranosus

비복근
Gastrocnemius

Patellar 슬개골

동작을 천천히
수행하자.
무엇보다 근육을
최대한 수축시키는 데
집중해야 한다.

시작 자세 ➡️

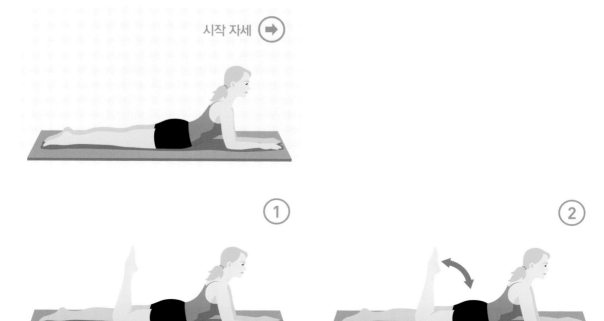

① ②

11 하이 플랭크

이 동작은 팔, 어깨, 복근, 둔근을 강화하고 탄력 있게 만들어준다. 또한 골반을 안정시키는 데도 도움이 된다.

▌반복   동작을 5회 반복한다.

▌어드바이스   동작을 수행하는 내내 몸이 내려앉지 않도록 복근과 둔근을 수축하자.

▌호흡   동작을 수행하는 내내 천천히 호흡한다.

▌주의   동작할 때 허리가 움푹 들어가지 않도록 골반을 뒤로 기울여야 한다.

▌효과적인 자세   목덜미를 휘게 하지 말고 척추의 연장선상에 놓이도록 한다.

> **전거근의 기능**
> 전거근은 동작을 수행하는 동안 강하게 동원되어 견갑골을 흉곽에 밀착시키는 기능을 한다. 이것이 견갑흉부에서 전거근이 수행하는 주요한 역할이다.

▌운동법

(→) 시작 자세   무릎은 상체와 직각을 이루고 팔은 어깨와 일직선이 되도록 네 발 자세를 취한다. 몸의 하중은 중앙에 위치하도록 한다.

① 오른쪽 다리를 뒤로 뻗고, 그다음 왼쪽 다리를 뻗는다.

② 천천히 호흡하며 가능한 한 오랫동안 자세를 유지한다. 몸 전체가 일직선이 되도록 하자.

③ 최대한 오래 버틴 후 천천히 몸을 이완시키며 시작 자세로 돌아온다. 동작을 총 5회 반복한다.

(★) 응용 동작 [고급]   몸을 아래쪽으로 내려 전완으로 받치고 자세를 유지해보자.

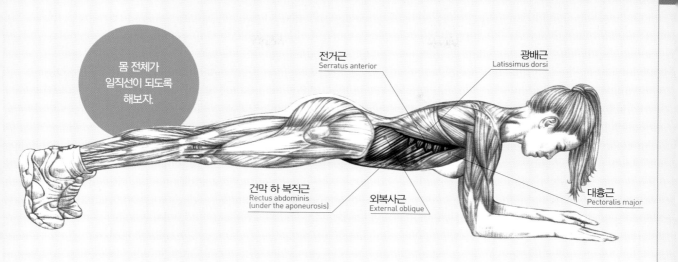

몸 전체가
일직선이 되도록
해보자.

전거근
Serratus anterior

광배근
Latissimus dorsi

건막 하 복직근
Rectus abdominis
(under the aponeurosis)

외복사근
External oblique

대흉근
Pectoralis major

시작 자세 ➡

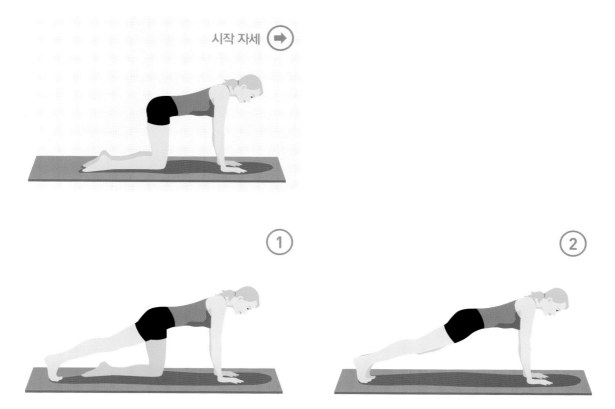

① ②

12 허리 둥글게 말기

발이 위쪽을 향하게 하여 어깨로 서는 동작으로 '촛대 자세'라고도 부르며, 복근을 강화하고 등과 햄스트링을 신장시킨다.

┃ 반복 동작을 5회 반복한다.

┃ 어드바이스 손바닥을 바닥에 대고, 양쪽 다리는 나란히 놓고 뻗는다. 동작이 너무 어렵다면 다리를 교차시켜보자.

┃ 호흡 양쪽 다리를 들면서 숨을 깊게 들이쉬고, 뒤로 기울이면서 숨을 모두 내쉰다. 다시 심호흡하며 다리를 세워 촛대 자세를 취한 다음 동작을 마치고 시작 자세로 돌아오면서 숨을 천천히 내쉰다. 몸을 뒤로 기울이면 배로 호흡하는 것이 어려울 수 있다. 이때는 흉곽 호흡으로 폐에 공기를 채워보자.

┃ 주의 기울이기 동작에서 다리를 잘 제어하자. 복근과 둔근을 수축하면 다리를 들고 내리는 동작을 잘 조절할 수 있다.

┃ 효과적인 자세 동작을 천천히 수행할수록 등, 복근, 둔근을 더 많이 동원할 수 있다.

┃ 운동법

(➡) **시작 자세** 등을 바닥에 대고 누워서 양쪽 다리를 나란히 놓고 뻗는다.
양팔은 몸 옆에 붙이고 손바닥은 바닥에 댄다.

① 숨을 들이쉬면서 양쪽 다리를 바닥과 직각이 되도록 들어올린다.

② 숨을 내쉬면서 다리를 뻗어 뒤로 기울이며 다리가 바닥과 평행이 될 때까지 등을 목덜미부터 둥글게 말아준다.

③ 다시 심호흡하며 다리를 수직으로 들어 허리의 연장선상에 두고 촛대 모양을 만든다.

④ 숨을 천천히 내쉬면서 다리를 내린다. 시작 자세로 돌아올 때까지 척추뼈 하나하나를 펼치는 느낌으로 내려오자. 동작을 5회 반복한다.

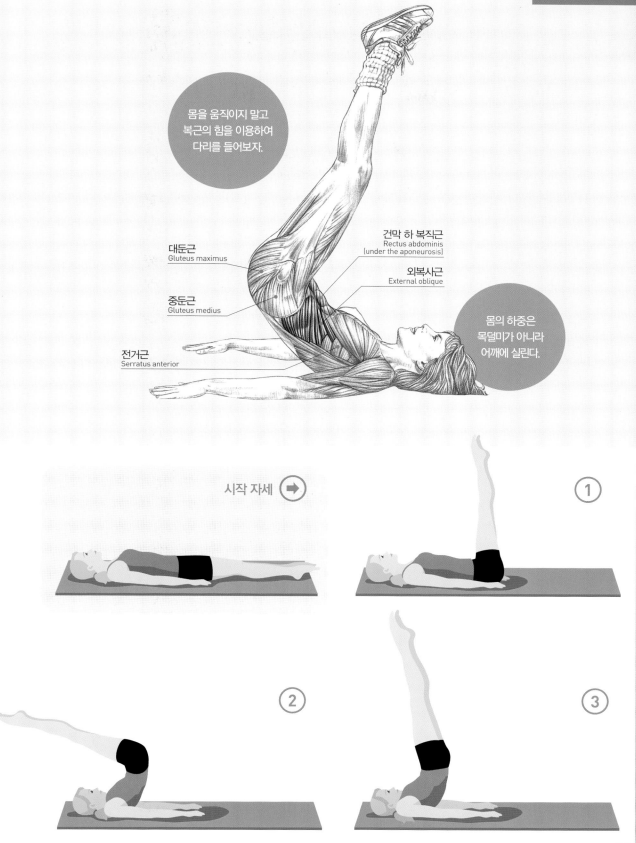

몸을 움직이지 말고
복근의 힘을 이용하여
다리를 들어보자.

대둔근
Gluteus maximus

중둔근
Gluteus medius

전거근
Serratus anterior

건막 하 복직근
Rectus abdominis
(under the aponeurosis)

외복사근
External oblique

몸의 하중은
목덜미가 아니라
어깨에 실린다.

시작 자세 →

①

②

③

109

13 수영 자세

'슈퍼맨 자세'라고도 부르는 이 동작은 등의 신근을 강화하고 척추, 팔, 다리를 신장시킨다. 또한 허리를 유연하게 하고 상체의 안정성을 향상시킨다.

▌반복 동작을 4회 반복한다.

▌어드바이스 동작을 수행하는 내내 복근과 둔근을 수축하면서 팔과 다리의 근육을 최대한 신장시키자.

▌호흡 상체, 팔, 다리를 펼 때마다 숨을 내쉰다. 시작 자세로 돌아오며 숨을 들이쉰다.

▌주의 목덜미가 꺾여서는 안 된다. 머리는 척추의 연장선상에 두고 어깨는 들지 않는다.

▌효과적인 자세 골반이 앞으로 기울지 않도록 아랫배와 둔근을 수축하면서 동작을 수행하자.

▌운동법

(➡) 시작 자세 배를 대고 엎드린 채 양쪽 다리를 펴고 허리 너비로 벌린다. 양팔은 머리 위로 뻗어 양쪽 귀에 붙이고 이마는 바닥에 댄다. 숨을 들이쉰다.

1. 숨을 내쉬면서 왼팔과 오른쪽 다리를 동시에 들어 상체를 신장시킨다.
2. 숨을 들이쉬면서 시작 자세로 돌아온다.
3. 숨을 내쉬면서 오른팔과 왼쪽 다리를 동시에 들어 상체를 신장시킨다.
4. 숨을 들이쉬면서 시작 자세로 돌아온다.
5. 마지막으로 숨을 내쉬면서 양쪽 팔과 양쪽 다리를 동시에 들어 상체를 신장시킨다.
6. 숨을 들이쉬면서 시작 자세로 돌아온 다음 동작을 총 4회 실시한다.

(★) 응용 동작 [고급] 동작 중간에 시작 자세를 하지 않고 곧바로 팔과 다리를 바꿔서 진행할 수도 있다. 팔과 다리는 항상 공중에 둔 채로 자유형으로 수영하듯이 동작을 수행해보자.

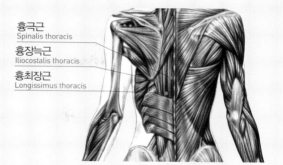

등의 신근 구조

'척주기립근'은 등의 신장을 담당하는 근육이
다. 이는 등의 아랫부분에 위치한 세 근육(흉
장늑근, 흉최장근, 흉극근)으로 구성된다.

흉극근
Spinalis thoracis

흉장늑근
Iliocostalis thoracis

흉최장근
Longissimus thoracis

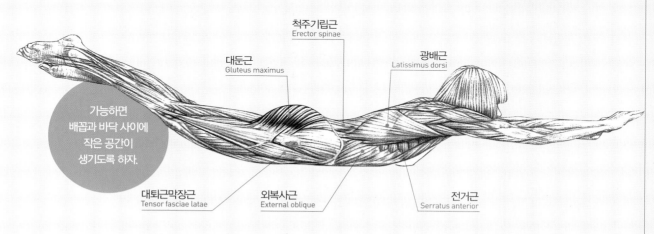

척주기립근
Erector spinae

대둔근
Gluteus maximus

광배근
Latissimus dorsi

가능하면
배꼽과 바닥 사이에
작은 공간이
생기도록 하자.

대퇴근막장근
Tensor fasciae latae

외복사근
External oblique

전거근
Serratus anterior

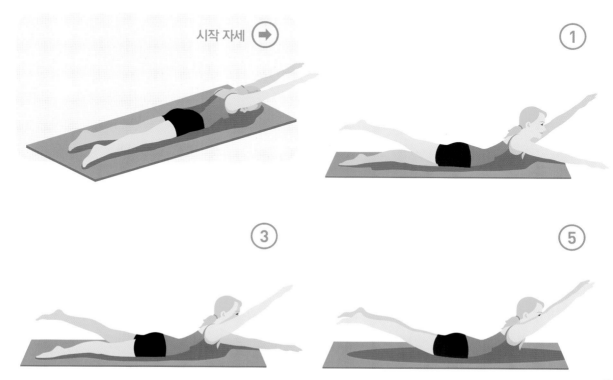

시작 자세 ➡

① ③ ⑤

14 브릿지 고급 동작 1

이 동작은 복근, 등 근육, 햄스트링을 강화한다. 또한 허리를 유연하게 하며 골반을 안정시키는 데 도움이 된다. (기본 브릿지 자세는 66쪽 참조)

┃ 반복   동작을 한쪽당 4회씩 반복한다.

┃ 어드바이스   동작을 수행하는 내내 복근과 둔근을 수축하면서 허리와 상체의 균형을 유지하자.

┃ 호흡   시작 자세에서 숨을 들이쉬었다가 골반을 들어 브릿지 자세를 만들면서 숨을 내쉰다. 그 상태로 다시 숨을 들이쉬었다가 한쪽 무릎을 가슴 방향으로 들면서 숨을 내쉬고, 내려놓으며 숨을 들이쉰다. 이 두 동작을 반복할 때마다 호흡의 속도를 일정하게 유지하자. 그다음 시작 자세로 돌아오면서 숨을 천천히 내쉰다.

┃ 주의   동작할 때 골반을 내리거나 기울이지 않는다. 허리와 대퇴골두 사이에 있는 관절을 움직여 다리만 들고 내려야 한다.

┃ 효과적인 자세   동작을 보다 안정적으로 수행하기 위해 어깨와 발을 바닥에 잘 고정시키자.

┃ 운동법

(→) 시작 자세   등을 대고 누워서 양팔을 몸 옆에 붙인다. 양쪽 다리는 90도로 구부려 골반 너비로 벌리고 발바닥은 바닥에 댄다. 숨을 들이쉰다.

① 숨을 내쉬면서 허리를 들어올린다(브릿지 자세). 몸무게가 양쪽 발에 똑같이 분산되도록 발바닥을 민다고 상상하며 동작하자. 단, 발바닥이 들리면 안 된다.

② 다시 숨을 들이쉬었다 내쉬면서 오른쪽 다리를 가슴 방향으로 들어올린다. 이때 무릎은 90도로 접고 발끝은 편다.

③ 숨을 들이쉬면서 발끝이 바닥을 스칠 때까지 다리를 내린 다음 다시 숨을 내쉬면서 다리를 들어올린다.

④ 동작을 4회 반복한 다음 천천히 숨을 내쉬면서 시작 자세로 돌아온다. 다리를 바꿔서 똑같이 실시하고, 동작할 때 골반을 바닥에 내려놓지 않도록 주의한다.

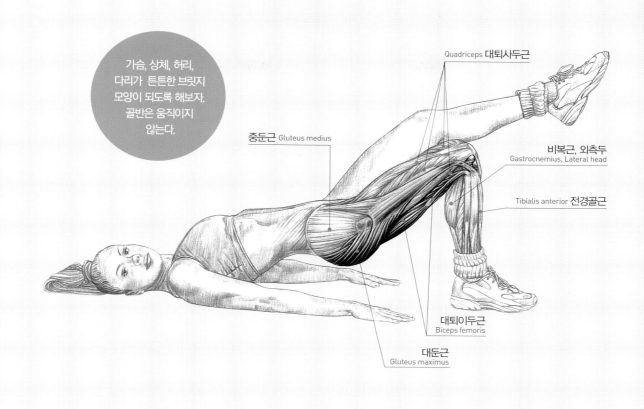

가슴, 상체, 허리, 다리가 튼튼한 브릿지 모양이 되도록 해보자. 골반은 움직이지 않는다.

중둔근 Gluteus medius

Quadriceps 대퇴사두근

비복근, 외측두
Gastrocnemius, Lateral head

Tibialis anterior 전경골근

대퇴이두근
Biceps femoris

대둔근
Gluteus maximus

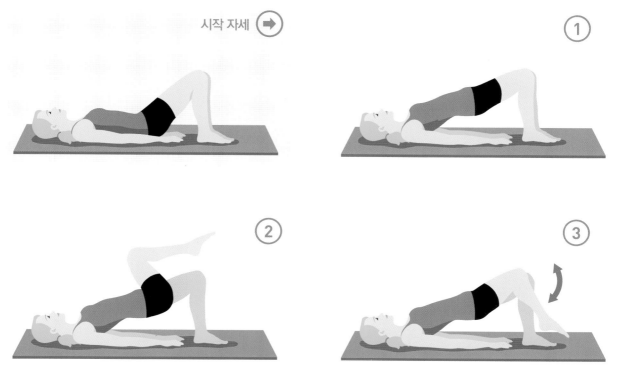

시작 자세 ➡

① ② ③

15 브릿지 고급 동작 2

이 동작은 복근과 햄스트링을 강화하고 허리를 유연하게 하며 척추를 신장시켜준다. 또한 골반을 안정시키는 데 도움이 된다.

▎반복 동작을 한쪽당 4회씩 반복한다.

▎어드바이스 동작을 수행하는 내내 복근과 둔근을 수축하면서 허리와 상체의 안정감을 유지하자.

▎호흡 시작 자세에서 숨을 들이쉬었다가 골반을 들어 브릿지 자세를 만들면서 숨을 내쉰다. 그 상태로 다시 숨을 들이쉬었다가 다리를 들면서 숨을 내쉬고, 내려놓으며 숨을 들이쉰다. 이 두 동작을 반복할 때마다 호흡의 속도를 일정하게 유지하자. 시작 자세로 돌아올 때는 천천히 숨을 내쉰다.

▎주의 골반을 과도하게 휘어서는 안 된다. 골반을 살짝 뒤로 기울이고 복부 전체를 집어넣어 보자. 골반을 내리거나 움직이지 말고, 허리와 대퇴골두 사이에 있는 관절을 움직여 다리만 들고 내려야 한다.

▎효과적인 자세 목덜미 윗부분부터 뾰족하게 세운 발끝까지 신장되는 것을 느껴보자. 바닥을 딛고 있는 부분은 잘 고정해야 한다.

▎운동법

(→) 시작 자세 등을 대고 누워서 양팔을 몸 옆에 붙인다. 양쪽 다리는 90도로 구부려 허리 너비로 벌리고 발바닥은 바닥에 댄다. 숨을 들이쉰다.

① 숨을 내쉬면서 허리를 들어 브릿지 자세를 만든다.

② 양손으로 등 아랫부분을 받친다. 이때 엄지손가락은 어깨 방향으로 놓는다.

③ 다시 숨을 들이쉬었다 내쉬면서 오른쪽 다리를 들어 수직으로 최대한 뻗는다. 발끝 역시 쭉 펴주어야 한다.

④ 숨을 들이쉬면서 어깨에서 발목까지 일직선이 되도록 다리를 내려준다.

⑤ 다시 숨을 내쉬면서 오른쪽 다리를 여전히 편 채로 수직으로 들어준다.

⑥ 동작을 4회 반복한 다음 천천히 숨을 내쉬면서 시작 자세로 돌아온다. 반대쪽도 똑같이 실시한다.

대퇴직근의 작용

① 대퇴직근은 허리를 구부려준다.
② 대퇴직근은 다리를 펴준다.

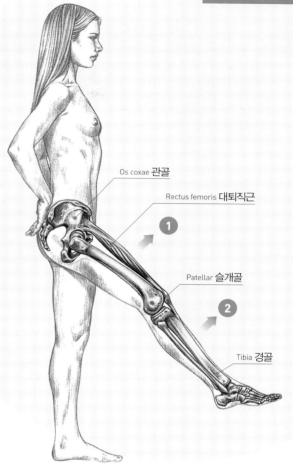

Os coxae 관골

Rectus femoris 대퇴직근

①

Patellar 슬개골

②

Tibia 경골

시작 자세 ➡

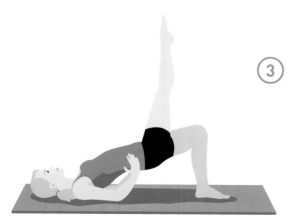

①

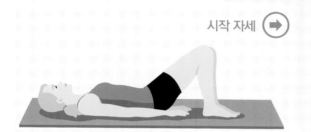

②

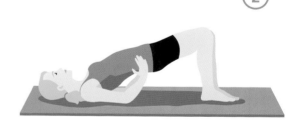

③

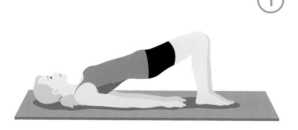

④

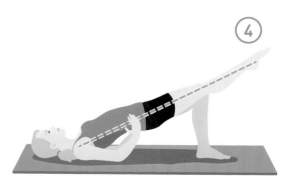

115

16 헌드레드 자세

이 동작은 복근을 강화하고 탄력 있게 만들어준다.

▌**반복**   동작을 100~200회 실시한다.

▌**어드바이스**   목덜미를 당기지 말고 복근을 수축한다. 동작 시 등의 윗부분을 안으로 구부려 C자 모양이 되도록 해보자.

▌**호흡**   시작 자세에서 숨을 깊게 들이쉬고, 상체 윗부분을 들면서 숨을 천천히 내쉰다. 처음 팔을 다섯 번 흔들 때 다시 숨을 들이쉬고, 두 번째로 다섯 번 흔들 때 숨을 내쉰다. 이후에는 똑같이 진행한다. 동작할 때 호흡을 힘차고 활력 있게 규칙적으로 하는 것이 중요하다.

▌**주의**   등의 아랫부분과 골반이 바닥에 고정되도록 한다. 등을 움푹 들어가게 하지 말고, 자신의 체형에 따라 다리를 드는 높이를 조절하자.

▌**효과적인 자세**   양팔을 손가락 끝까지 뻗고 팔을 트램펄린 위에서 점프시킨다고 상상하면 동작을 제대로 수행할 수 있다. 규칙적인 속도를 유지해보자.

▌**운동법**

➡ **시작 자세**   등을 대고 누워서 양쪽 다리를 나란히 뻗고 45도에서 70도 사이로 들어올린다. 양팔은 몸 옆에 붙이고, 발끝을 편다. 숨을 들이쉰다.

① 숨을 내쉬면서 복근을 수축하고, 양팔을 지면과 평행이 되도록 들어올리면서 상체 윗부분을 들어준다.

② 숨을 들이쉬면서 양팔을 위에서 아래로 작게 다섯 번 흔든다.

③ 이 자세로 정지 상태를 몇 초간 유지한 다음 숨을 내쉬면서 양팔을 다섯 번 흔든다.

④ 총 100회에 이를 때까지 위의 동작을 반복한다. 체력이 된다면 총 200회까지 실시해보자.

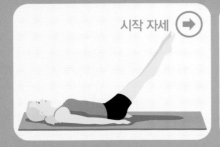

시작 자세 ➡

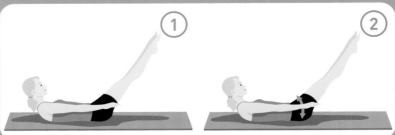

①   ②

17 티저 자세

이 동작은 복근과 다리를 강화하고 탄력 있게 하며 척추를 유연하게 만들어준다.

▌**반복** 동작을 5회 반복한다.

▌**어드바이스** 척추는 천천히 규칙적인 속도로 말았다가 펼치고, 목덜미는 당기지 않는다. 동작을 수행하는 내내 복근을 수축하자.

▌**호흡** 시작 자세에서 숨을 깊게 들이쉬고, 상체를 들면서 숨을 내쉰다. 양팔을 들고 자세를 유지하면서 다시 숨을 들이쉰다. 시작 자세로 돌아오면서 숨을 내쉰다.

▌**주의** 등을 꼿꼿이 세운 상태로 들었다가 내리는 동작은 허리의 굴근을 과도하게 동원하므로 반드시 피해야 한다. 동작 시 등을 천천히 말았다가 펼쳐주자.

▌**효과적인 자세** 복근의 수축과 팔의 신장에 모든 주의를 기울이자. 팔이 다리와 평행이 되려면 팔과 상체의 상승·하강 동작이 완벽히 일치해야만 한다.

▌**운동법**

(→) **시작 자세** 등을 대고 누워서 양팔을 앞으로 뻗는다. 다리는 펴서 바닥에서 살짝(45도에서 70도 사이) 들고 발끝을 편다. 숨을 들이쉰다.

① 숨을 내쉬면서 등을 구부려 골반 위로 앉는 자세에 도달할 때까지 척추뼈 하나하나를 둥글게 말아준다. 이때 양쪽 다리를 들고 양팔은 다리와 평행이 되게 한다.

② 숨을 들이쉬면서 양팔을 머리 위로 들어 몸의 연장선상에 놓고 균형을 유지한다.

③ 숨을 내쉬면서 시작 자세로 돌아온다. 내려올 때는 척추뼈 하나하나를 펼치는 느낌으로 동작한다. 동작을 5회 반복한다.

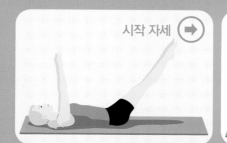

시작 자세 (→)

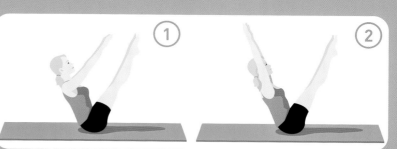

① ②

18 보트 자세

이 동작은 척추와 허리를 유연하고 탄력 있게 만들어준다.

▌**반복** 동작을 8~10회 반복한다.

▌**어드바이스** 동작을 수행하는 내내 복근을 수축하고 목덜미를 이완시키자.

▌**호흡** 시작 자세에서 숨을 들이쉬었다가 숨을 내쉬면서 복근을 강하게 수축하며 몸을 뒤로 기울인
다. 다시 시작 자세로 돌아올 때는 숨을 들이쉰다.

▌**주의** 앞뒤로 흔드는 동작을 수행할 때 등을 안으로 구부려 C자 모양이 되도록 하고 골반을 기울
인다. 흔들 의자가 움직이는 모습을 상상하며 동작하자.

▌**효과적인 자세** 다리와 팔을 쭉 뻗어보자. 그러면 상반된 두 힘이 양방향으로 작용하여 흔드는 동작
에서 반동을 가할 수 있다.

▌**운동법**

(➡) **시작 자세** 골반 뼈 위로 앉아서 양손으로 발목이나 종아리를 잡는다. 양쪽 다리는 펴서 V자로 살짝
벌린다. 숨을 들이쉰다.

(1) 숨을 내쉬면서 등의 윗부분이 바닥에 닿을　(2) 숨을 들이쉬면서 시작 자세로 돌아온다.
때까지 몸을 뒤로 기울인다. 편 다리를 머리　　　동작을 8~10회 반복한다.
뒤로 넘기되 바닥에 닿지는 않게 한다.

(★) **응용 동작 [고급]** 마지막에 몸을 드는 동작에서 등을 구부리지 말고 신장시켜보자. 그러면 몸통의 신근이
더욱 강하게 동원된다. 마치 실이 정수리를 잡아당기는 것처럼 상체를 최대한 세운다.

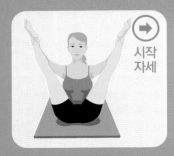

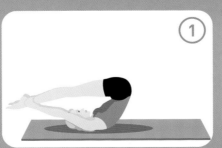

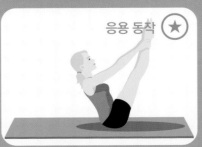

19 한쪽 다리들고 플랭크

이 동작은 척추를 유연하게 하고 다리를 탄력 있게 만들며, 균형감을 기를 수 있게 해준다.

❙ **반복**   동작을 좌우 번갈아 4회씩 실시한다.

❙ **어드바이스**   동작을 수행하는 내내 복근을 수축하고 몸무게를 골고루 분산시키자.

❙ **호흡**   시작 자세에서 숨을 깊게 들이쉰 다음 복근을 수축하며 플랭크 자세로 넘어가면서 숨을 내쉰다. 이어서 다리를 들어올리며 숨을 들이쉰 다음, 바닥을 딛고 있는 다리로 몸무게를 이동시키면서 숨을 내쉰다. 몸무게를 중앙으로 다시 이동시키면서 숨을 들이쉬고, 플랭크 자세로 돌아오면서 숨을 내쉰다.

❙ **주의**   허리는 일직선이 되게 하고 목덜미는 부드럽게 쭉 뺀다.

❙ **효과적인 자세**   몸무게를 이동시킬 때 바닥을 딛고 있는 다리를 쭉 펴야 가자미근을 발뒤꿈치까지 최대한 신장시킬 수 있다.

❙ **운동법**

(➡) **시작 자세**   배를 대고 엎드린 채 전완으로 몸을 받치고 몸통과 직각을 이루도록 한다. 손바닥은 바닥에 대고 다리는 뻗는다. 숨을 들이쉰다.

① 숨을 내쉬면서 몸을 바닥에서 뗀 다음 양쪽 다리를 쭉 뻗어 플랭크 자세를 취한다.

② 숨을 들이쉬면서 오른쪽 다리를 든다.

③ 숨을 내쉬면서 양팔에 쏠려 있던 몸의 하중을 왼발로 이동시킨다.

④ 숨을 들이쉬면서 몸의 하중을 다시 양손으로 이동시킨다.

⑤ 숨을 내쉬면서 플랭크 자세로 돌아온 다음 반대쪽으로 바꿔서 똑같이 실시한다. 동작을 좌우 번갈아 4회씩 실시한다.

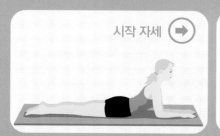

시작 자세 ➡

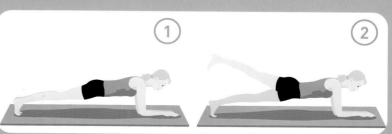

① ②

20 팔굽혀펴기

팔굽혀펴기는 몸의 큰 근육 전체를 강화시키는 완전한 동작이다.

▎**반복**　동작을 5회 반복한다.

▎**어드바이스**　동작을 수행하는 내내 복근과 둔근을 수축하자.

▎**호흡**　시작 자세에서 숨을 깊게 들이쉬고, 숨을 내쉬며 플랭크 자세를 취한다. 몸 전체를 집어넣으며 숨을 들이쉰 다음, 팔굽혀펴기를 수행하면서 들숨과 날숨을 번갈아가며 힘차게 호흡하자. 이 동작을 수행할 때는 호흡 속도를 두 가지로 구분하는 것이 중요하다. 동작의 시작과 마무리에서는 깊고 조용하게 호흡하며 등을 잘 이완시키고, 팔굽혀펴기를 수행할 때는 힘차고 활력 있게 호흡하며 강력한 힘을 발산해야 한다.

▎**주의**　목덜미는 꺾지 말고 유연하고 이완된 상태로 자연스럽게 척추의 연장선상에 놓이도록 한다. 플랭크 자세에서는 발뒤꿈치부터 정수리까지 일직선을 이뤄야 한다. 이 일직선이 목덜미에서 멈추는 일이 없도록 주의하자.

▎**효과적인 자세**　최적의 자세는 양쪽 다리를 딱 붙이고 발뒤꿈치까지 쭉 뻗어 몸과 일직선을 이루는 것이다. 아울러 골반은 뒤로 기울이고 잘 집어넣는다.

▎**운동법**

➡ **시작 자세**　무릎이 상체와 직각을 이루고 팔이 어깨와 일직선이 되도록 네 발 자세를 취한다. 몸의 무게중심은 중앙에 위치하게 하고 숨을 들이쉰다.

① 숨을 내쉬면서 오른쪽 다리를 뒤로 뻗고, 그다음 왼쪽 다리를 뻗어 플랭크 자세를 취한다.

② 호흡하면서 자세를 몇 초 동안 유지한다.

③ 규칙적인 속도로 팔꿈치를 구부리고 펴면서 팔굽혀펴기를 5회 실시한다. 호흡은 들숨과 날숨을 번갈아가며 힘차게 한다.(내려갈 때 들숨, 올라올 때 날숨)

④ 천천히 숨을 내쉬면서 플랭크 자세로 돌아온 다음 몸을 일으켜 세운다.

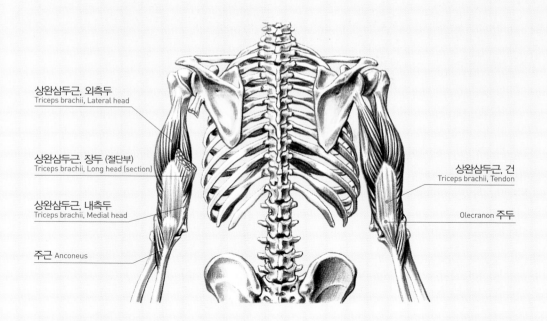

상완삼두근, 외측두
Triceps brachii, Lateral head

상완삼두근, 장두 (절단부)
Triceps brachii, Long head (section)

상완삼두근, 내측두
Triceps brachii, Medial head

주근 Anconeus

상완삼두근, 건
Triceps brachii, Tendon

Olecranon 주두

팔굽혀펴기에 사용되는 근육

대부분의 사람들이 팔굽혀펴기는 주로 이두근을 동원한다고 생각한다. 하지만
몸을 일자로 만들고 동작을 천천히 수행하면 모든 근육군을 동원할 수 있다.

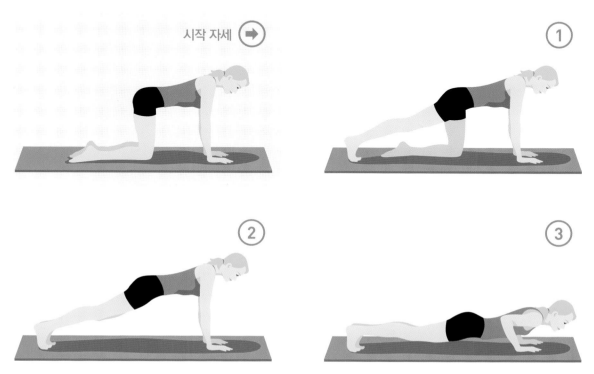

시작 자세 ➡

① ② ③

21 러시안 트위스트

이 동작은 옆구리와 허리, 외복사근을 자극하여 탄력 있게 해준다.

┃ 반복   동작을 양쪽 번갈아 5회씩 실시한다.

┃ 어드바이스   상체를 내려놓을 때 양팔을 뻗어주자.

┃ 호흡   시작 자세에서 조용히 숨을 들이쉬고 상체를 최대한 세운다. 숨을 내쉬면서 등을 둥글게 말고 한쪽으로 비틀며 내려간 다음, 숨을 깊게 들이쉬면서 가운데로 돌아온다.

┃ 주의   목덜미를 꺾지 말자. 등을 펼칠 때 척추를 양쪽 끝으로 신장시키면 모든 긴장을 풀 수 있다.

┃ 효과적인 자세   동작을 수행하는 내내 복근을 제대로 수축해보자.

┃ 운동법

(➡) **시작 자세**   바닥에 앉아서 등을 세우고 양팔을 바닥과 평행이 되도록 뻗는다. 무릎은 구부려서 살짝 벌리고 발바닥은 바닥에 댄 다음 숨을 들이쉰다.

(1) 숨을 내쉬면서 상체를 오른쪽으로 비틀고, 등을 말아서 뒤로 내려간다. 이때 등 상부가 바닥에 닿지 않도록 주의하자.

(2) 비튼 상태를 유지한 다음, 숨을 들이쉬면서 척추를 하나하나 세워 가운데로 돌아온다.

(3) 반대쪽으로 동일한 동작을 수행한다. 동작을 양쪽 번갈아 5회씩 실시한다.

복근의 세 층 모습

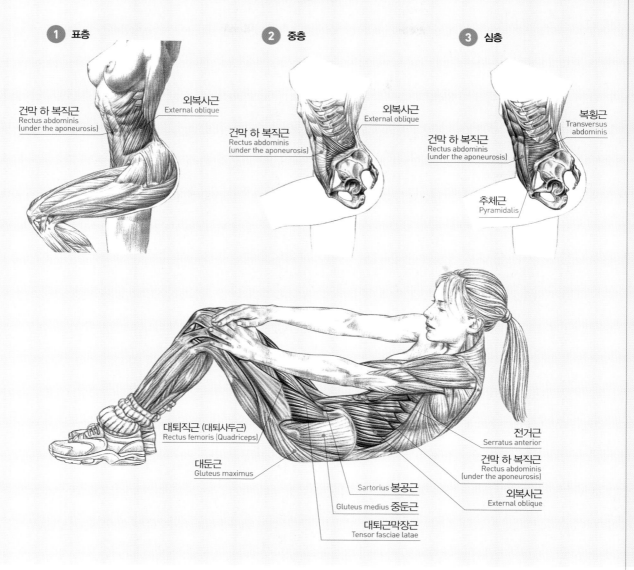

1 표층

건막 하 복직근
Rectus abdominis
(under the aponeurosis)

외복사근
External oblique

2 중층

외복사근
External oblique

건막 하 복직근
Rectus abdominis
(under the aponeurosis)

3 심층

복횡근
Transversus
abdominis

건막 하 복직근
Rectus abdominis
(under the aponeurosis)

추체근
Pyramidalis

대퇴직근 (대퇴사두근)
Rectus femoris (Quadriceps)

대둔근
Gluteus maximus

Sartorius 봉공근

Gluteus medius 중둔근

대퇴근막장근
Tensor fasciae latae

전거근
Serratus anterior

건막 하 복직근
Rectus abdominis
(under the aponeurosis)

외복사근
External oblique

시작 자세 ➡

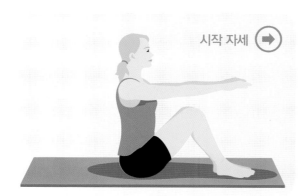

1

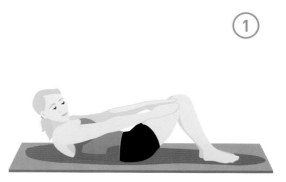

이 동작은 복근을 탄력 있게 하고 척추를 신장시키며, 허리의 신근을 강화한다.

┃ 반복   동작을 4회 반복한다.

┃ 어드바이스   다리를 뻗고 목덜미를 신장시켜 긴장을 푼다. 동작을 수행하는 내내 복근을 제대로 수축하자.

┃ 호흡   시작 자세에서 숨을 들이쉬고, 다리를 기울이며 숨을 내쉰다. 허리를 하늘을 향해 들면서 다시 숨을 들이쉬고, 시작 자세로 돌아오면서 숨을 내쉰다.

┃ 주의   동작을 너무 급하게 수행해서는 안 된다. 몸을 잘 제어하고 조절하면서 동작을 수행하자.

┃ 효과적인 자세   허리와 등을 바닥에 내려놓을 때 양손으로 바닥을 밀면 하강 속도를 늦출 수 있다. 허리에 부상을 입지 않도록 척추를 천천히 펼쳐주자.

허리의 굴근

다리를 상체 방향으로 구부리는 데 관여하는 모든 근육을 말한다.
허리의 굴근에는 대퇴직근, 대퇴근막장근, 장요근, 봉공근, 치골근이 있다.

┃ 운동법

(→) 시작 자세   등을 대고 누워서 양팔을 몸 옆에 붙이고 손바닥을 바닥에 댄다. 양쪽 다리를 들어 수직으로 뻗고 발끝은 위를 향해 당긴다. 숨을 들이쉰다.

(1) 숨을 내쉬면서 양쪽 다리를 머리 뒤로 기울이고, 천골과 등 아랫부분을 바닥에서 뗀다.

(2) 숨을 들이쉬면서 양손과 팔 뒷부분 전체로 바닥을 짚고 허리를 최대한 들어올린다. 동시에 양쪽 다리를 위로 비스듬히 신장시킨다.

(3) 숨을 내쉬면서 척추뼈 하나하나를 아주 천천히 펼치며 시작 자세로 돌아온다. 동작을 4회 반복한다.

(★) 응용 동작 [고급]   다리를 뒤로 기울일 때 발이 바닥에 닿도록 해보자.

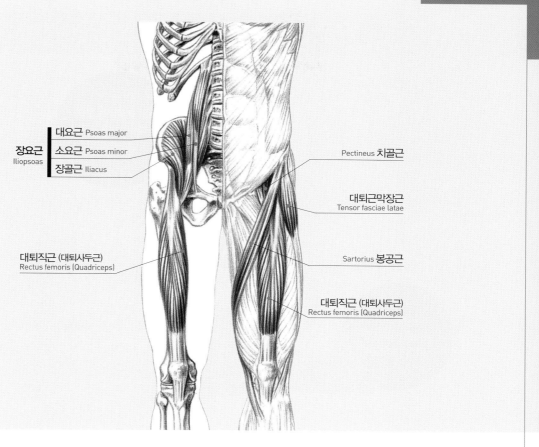

장요근 Iliopsoas	대요근 Psoas major
	소요근 Psoas minor
	장골근 Iliacus

대퇴직근 (대퇴사두근)
Rectus femoris (Quadriceps)

Pectineus 치골근

대퇴근막장근
Tensor fasciae latae

Sartorius 봉공근

대퇴직근 (대퇴사두근)
Rectus femoris (Quadriceps)

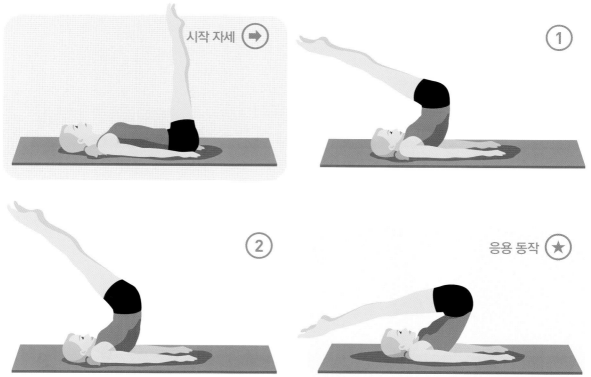

시작 자세 ➡️

①

②

응용 동작 ⭐

23 균형 잡기

이 동작은 복근과 다리를 탄력 있게 하고 척추를 유연하게 만들며, 균형감을 향상시킨다.

▌반복   동작을 양쪽 번갈아 4회씩 실시한다.

▌어드바이스   동작을 수행하는 내내 골반을 들고 다리를 뻗어주자.

▌호흡   시작 자세에서 숨을 크게 들이쉰다. 그다음 양쪽 다리를 들고 그중 한쪽을 머리 뒤로 넘기면서 숨을 내쉰다. 크게 신장되도록 자세를 유지하면서 조용히 호흡한 다음 시작 자세로 돌아오면서 숨을 내쉰다.

▌주의   양쪽 다리는 동작을 수행하는 내내 펴져 있어야 한다. 이 동작은 목에 통증이 있는 사람들에게는 추천하지 않는다.

▌효과적인 자세   2단계에서 자세와 균형을 유지하기 위해 어깨를 쫙 펴고 등의 윗부분으로 몸을 지탱해보자.

▌운동법

➡ 시작 자세   등을 대고 누워서 양팔을 몸 옆에 붙이고 손바닥을 바닥에 댄다. 양쪽 다리는 쭉 뻗고, 숨을 크게 들이쉰다.

① 숨을 천천히 내쉬면서 천골과 등 아랫부분을 바닥에서 떼고, 양쪽 다리를 들어올린다.

② 오른쪽 다리를 잡고 머리 뒤로(가능하다면 바닥까지) 넘긴다. 이때 왼쪽 다리는 수직으로 뻗는다.

③ 규칙적으로 호흡하면서 근육을 수축하고, 왼쪽 다리를 최대한 높이 신장시킨다.

④ 오른쪽 발목을 잡고 천천히 두 번 호흡하며 자세를 유지한다.

⑤ 숨을 내쉬면서 시작 자세로 돌아오고 다리를 바꿔 똑같이 실시한다. 동작을 양쪽 번갈아 4회씩 실시한다.

다리 후면 근육

다리 뒷부분의 큰 근육들에는 햄스트링(대퇴이두근, 반건양근, 반막양근)과 비복근이 있다.

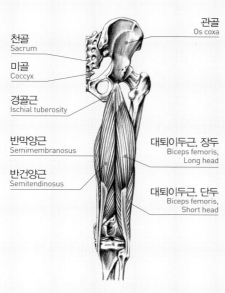

천골
Sacrum

미골
Coccyx

경골근
Ischial tuberosity

반막양근
Semimembranosus

반건양근
Semitendinosus

관골
Os coxa

대퇴이두근, 장두
Biceps femoris,
Long head

대퇴이두근, 단두
Biceps femoris,
Short head

대퇴부 후면 근육

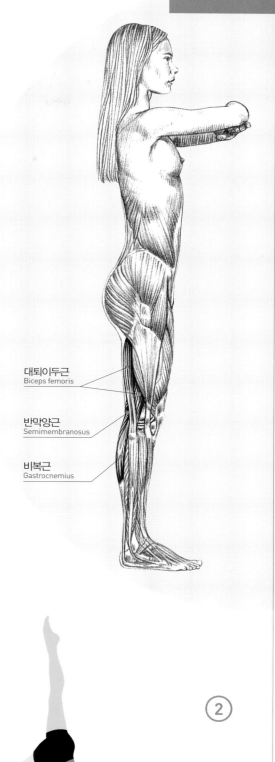

대퇴이두근
Biceps femoris

반막양근
Semimembranosus

비복근
Gastrocnemius

시작 자세 ➡

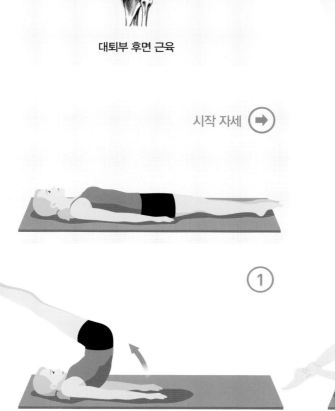

① ②

아나토미 홈 필라테스

1판 1쇄 2024년 10월 28일

지은이 장 피에르 클레망소 · 프레데릭 데라비에
옮긴이 장덕순
감수자 정구중
펴낸이 김영우
펴낸곳 삼호북스

주소 서울특별시 서초구 강남대로 545-21 거림빌딩 4층
전화 (02)544-9456
팩스 (02)512-3593
전자우편 samhobooks@naver.com
출판등록 2023년 2월 2일 제2023-000022호

ISBN 979-11-987278-5-5 (13510)